国家出版基金项目
NATIONAL PUBLICATION FOUNDATION

中医历代名家学术研究丛书

主编 潘桂娟

Academic Research Series of Famous
Doctors of Traditional Chinese
Medicine through the Ages

"十三五"国家重点图书出版规划项目

禄颖 编著

王冰

U0273822

全国百佳图书出版单位
中国中医药出版社
·北 京·

图书在版编目（CIP）数据

中医历代名家学术研究丛书.王冰/潘桂娟主编；
禄颖编著.—北京：中国中医药出版社，2021.12
ISBN 978-7-5132-6717-5

Ⅰ.①中⋯　Ⅱ.①潘⋯②禄⋯　Ⅲ.①中医临床—经
验—中国—唐代　Ⅳ.① R249.1

中国版本图书馆 CIP 数据核字（2021）第 007660 号

中国中医药出版社出版

北京经济技术开发区科创十三街 31 号院二区 8 号楼
邮政编码　100176
传真　010-64405721
河北品睿印刷有限公司印刷
各地新华书店经销

开本 880×1230　1/32　印张 5.25　字数 142 千字
2021 年 12 月第 1 版　2021 年 12 月第 1 次印刷
书号　ISBN 978-7-5132-6717-5

定价　49.00 元
网址　www.cptcm.com

服 务 热 线　010-64405510
购 书 热 线　010-89535836
侵 权 打 假　010-64405753

微信服务号　**zgzyycbs**
微商城网址　**https://kdt.im/LIdUGr**
官 方 微 博　**http://e.weibo.com/cptcm**
天猫旗舰店网址　**https://zgzyycbs.tmall.com**

如有印装质量问题请与本社出版部联系（010-64405510）

2005 年国家重点基础研究发展计划（973 计划）课题"中医学理论体系框架结构与内涵研究"（编号：2005CB532503）

2009 年科技部基础性工作专项重点项目"中医药古籍与方志的文献整理"（编号：2009FY120300）子课题"古代医家学术思想与诊疗经验研究"

2013 年国家重点基础研究发展计划（973 计划）项目"中医理论体系框架结构研究"（编号：2013CB532000）

国家中医药管理局重点研究室"中医理论体系结构与内涵研究室"建设规划

"十三五"国家重点图书、音像、电子出版物出版规划（医药卫生）

2021 年度国家出版基金资助项目

项目来源及国家重点图书出版计划

中医理论肇始于《黄帝内经》《难经》，本草学探源于《神农本草经》，辨证论治及方剂学发轫于《伤寒杂病论》。在此基础上，历代医家结合自身的思考与实践，提出独具特色的真知灼见，不断革故鼎新，充实完善，使得中医药学具有系统的知识体系结构、丰富的原创理论内涵、显著的临床诊治疗效、深邃的中国哲学背景和特有的话语表达方式。历代医家本身就是"活"的学术载体，他们刻意研精，探微索隐，华叶递荣，日新其用。因此，中医药学发展的历史进程，始终呈现出一派继承不泥古、发扬不离宗的繁荣景象。

中国中医科学院中医基础理论研究所，自 2008 年起相继依托 2005 年国家重点基础研究发展计划（973 计划）课题"中医学理论体系框架结构与内涵研究"、2009 年科技部基础性工作专项重点项目"中医药古籍与方志的文献整理"子课题"古代医家学术思想与诊疗经验研究"、2013 年国家重点基础研究发展计划（973 计划）项目"中医理论体系框架结构研究"，以及国家中医药管理局重点研究室（中医理论体系结构与内涵研究室）建设规划，联合北京中医药大学等 16 所高等院校及科研和医疗机构的专家、学者，选取历代具有代表性或学术特色突出的医家，系统地阐释与解析其学术思想和诊疗经验，旨在发掘与传承、丰富与完善中医理论，为提升中医师临床实践能力和水平提供参考和借鉴。本套丛书即是由此系列研究阶段性成果总结而成。

综观历史，凡能称之为"大医"者，大都博览群书，学问淹博赅洽，集百家之言，成一家之长。因此，我们以每位医家的内容独立成书，尽可能尊重原著，进行总结、提炼和阐发。本丛书的另一个特点是，将医家特色学术观点与临床实践相印证，尽可能选择一些典型医案，用以说明理论的实践价值，便于临床施用。本丛书列选"'十三五'国家重点图书、音像、电子出版物出版规划""医药卫生"类项目，收载民国及以前共102名医家。第一批61个分册，已于2017年出版。第二批41个分册，申报2021年国家出版基金项目已获批准，出版在即。

丛书各分册作者，有中医基础和临床学科的资深专家、国家及行业重点学科带头人，也有中青年骨干教师、科研人员和临床医师中的学术骨干，来自全国高等中医药院校、科研机构和临床单位。从学科分布来看，涉及中医基础理论、中医各家学说、中医医史文献、中医经典及中医临床基础、中医临床各学科。全体作者以对中医药事业的拳拳之心，共同努力和无私奉献，历经数年完成了这份艰巨的工作，以实际行动切实履行了"继承好、发展好、利用好"中医药的重大使命。

在完成上述科研项目及丛书撰写、统稿与审订的过程中，研究团队暨编委会和审订委员会全体成员精益求精之心始终如一。在上述科研项目负责人、丛书总主编、中国中医科学院中医基础理论研究所潘桂娟研究员主持下，由常务副主编陈曦副研究员、张宇鹏副研究员及各分题负责人——翟双庆教授、钱会南教授、刘桂荣教授、郑洪新教授、邢玉瑞教授、马淑然教授、文颖娟教授、陆翔教授、杨卫彬研究员、崔为教授、江泳教授、柳亚平副教授、王静波副教授等，以及医史文献专家张效霞教授，分别承担或参与了团队的组织和协调，课题任务书和丛书编写体例的起草、修订和具体组织实施，各单位课题研究任务的落实和分册文稿编写、审订等工作。编委会多次组织工作会议和继续教育项目培训，推进编撰工作进度，确保书稿撰写规范，并组织有关专家对初稿进行审订；最终，由总主编与常务副主编对丛书各分册进行复审、修订和统稿，并与全体作者充分交流，对各分册内容加以补充完善，而始得告成。

2016年2月，国家中医药管理局颁布《关于加强中医理论传承创新的若干意见》，指出要"加强对传承脉络清晰、理论特色鲜明的古代医家的学术思想研究"。2016年2月，国务院颁布《中医药发展战略规划纲要（2016—2030年）》，强调"全面系统继承历代各家学术理论、流派及学说"。上述项目研究及丛书的编写，是研究团队对国家层面"遵循中医药发展规律，传承精华，守正创新"号召的积极响应，体现了当代中医人敢于担当的勇气和矢志不渝的追求！通过此项全国协作的系统工程，凝聚了中医医史、文献、理论、临床研究的专门人才，培育了一支专业化的学术队伍。

在此衷心感谢中国中医科学院及其所属中医基础理论研究所、中医药信息研究所、研究生院，以及北京中医药大学、陕西中医药大学、山东中医药大学、云南中医药大学、安徽中医药大学、辽宁中医药大学、浙江中医药大学、成都中医药大学、湖南中医药大学、长春中医药大学、黑龙江中医药大学、南京中医药大学、河北中医学院、贵州中医药大学、中日友好医院16家科研、教学和医疗单位对此项工作的大力支持！衷心感谢中国中医科学院余瀛鳌研究员、姚乃礼主任医师、曹洪欣教授与北京中医药大学严季澜教授在项目实施和本丛书出版过程中给予的悉心指导与支持！衷心感谢中国中医药出版社有关领导及华中健编辑、芮立新编辑、伊丽萦编辑、鄢洁编辑及丛书编校人员的辛勤付出！

在本丛书即将付梓之际，全体作者感慨万千！希望广大读者透过本丛书，能够概要纵览中医药学术发展之历史脉络，撷取中医理论之精华，承绪千载临床之经验，为中医药学术的振兴和人类卫生保健事业做出应有的贡献！

由于种种原因，书中难免有疏漏之处，敬请读者不吝批评指正，以促进本丛书的不断修订和完善，共同推进中医历代名家学术的继承与发扬！

《中医历代名家学术研究丛书》编委会

2021 年 3 月

凡例

一、本套丛书选取的医家，为历代具有代表性或特色思想与临床经验者，包括汉代至晋唐医家 6 名，宋金元医家 19 名，明代医家 24 名，清代医家 46 名，民国医家 7 名，总计 102 名。每位医家独立成册，旨在对医家学术思想与诊疗经验等内容进行较为详尽的总结阐发，并进行精要论述。

二、丛书的编写，本着历史、文献、理论研究有机结合的原则，全面解读、系统梳理和深入研究医家原著，适当参考古今有关该医家的各类文献资料，对医家学术思想和诊疗经验加以发掘、梳理、提炼、升华、概括，将其中具有理论意义、实践价值的独特内容阐发出来。

三、丛书在总体框架上，要求结构合理、层次清晰；在内容阐述上，要求概念正确，表述规范，持论公允，论证充分，观点明确，言之有据；在分册体量上，鉴于每个医家的具体情况不同，总体要求控制在 10 万～ 20 万字。

四、丛书的每一分册的正文结构，分为"生平概述""著作简介""学术思想""临证经验"与"后世影响"五个独立的内容范畴。各分册将拟论述的内容按照逻辑与次序，分门别类地纳入以上五个内容范畴之中。

五、"生平概述"部分，主要包括医家姓名字号、生卒年代、籍贯等基本信息，时代背景、从医经历以及相关问题的考辨等。

六、"著作简介"部分，逐一介绍医家的著作名称（包括现存、已经亡佚又经后人辑复的著作）、卷数、成书年代、主要内容、学术价值等。

七、"学术思想"部分，分为"学术渊源"与"学术特色"两部分进行论述。前者重在阐述医家之家传、师承、私淑（中医经典或前代医家思想对其影响）关系，重点发掘医家学术思想的历史传承与学术渊源；后者主要从独特学术见解、学术成就、学术特点等方面，总结医家的主要学术思想特色。

八、"临证经验"部分，重点考察和论述医家学术著作中的医案、医论、医话，并有选择地收集历代杂文笔记、地方志等材料，从中提炼整理医家临床诊疗的思路与特色，发掘、总结其独到的诊治方法。此外，还根据医家不同情况，以适当方式选录部分反映医家学术思想与临证特色的医案。

九、"后世影响"部分，主要包括"学术影响与历代评价""学派传承（学术传承）""后世发挥"和"国外流传"等内容。其中，对医家的总体评价，重视和体现学术界共识和主流观点，在此基础上，有理有据地阐明新见解。

十、附以"参考文献"，标示引用著作名称及版本。同时，分册编写过程中涉及的期刊与学位论文，以及未经引用但能体现一定研究水准的期刊与学位论文也一并列出，以充分体现对该医家研究的整体状况。

十一、附以丛书全部医家名录，依照时间先后排列，以便查验。

十二、丛书正文标点符号使用，依据中华人民共和国国家标准《标点符号用法》（GB/T 15834—2011）。医家原书中出现的俗字、异体字等一律改为简化正体字，个别不能对应简化字的繁体字酌予保留。

《中医历代名家学术研究丛书》编委会

2021 年 3 月

王冰，号启玄子，又作启元子，籍贯、生卒年代不详，唐代中叶著名医家。王冰自幼崇尚道家，夙好养生，留心医药；于唐玄宗天宝九年（750）至唐宝应元年（762），历时十二年，对《黄帝内经素问》（简称《素问》）进行了全面的校勘、训诂、注释和发挥，树立了正经正注的典范，为《素问》的传播提供了蓝本和依据；基本上勾画出养生、阴阳五行、藏象、诊法、病能、经络腧穴、论治、运气理论的整体框架。另撰有《玄珠密语》《天元玉册》及《元和纪用经》。王冰重视养生，熔医、道于一炉，阐明了独具特色的养生思想；借助易学精辟论述阴阳关系；结合运气学说深入阐释五行关系及应用；归纳并总结藏象学说特点；提出"始因气动"的四因分类法，丰富了病因学的内涵；从多角度认识病机并有所创见；还汇存针灸文献，阐发针灸理论；补入运气七篇，奠定了运气学说传承的基础。本书内容包括王冰的生平概述、著作简介、学术思想及后世影响。

王冰，号启玄子，又作启元子，籍贯、生卒年代不详，唐代中叶著名医家。王冰自幼崇尚道家，凤好养生，留心医药；于唐玄宗天宝九年（750）至唐宝应元年（762），历时十二年，对《黄帝内经素问》（以下简称《素问》）进行了全面的校勘、训诂、注释和发挥，树立了正经正注的典范，为《素问》的传播提供了蓝本和依据；基本上勾画出养生、阴阳五行、藏象、诊法、病能、经络腧穴、论治、运气理论的整体框架；第一次将运气学说完整而系统的内容奉于世人。另撰有《玄珠密语》《天元玉册》及《元和纪用经》。

笔者以"王冰""《素问》"为主题词，经中国知网（CNKI）检索到自1960年至2020年有关王冰的期刊论文68篇，内容涉及王冰里籍的考证、学术思想研讨及理论的临证运用等。著作方面，中国中医药出版社于2006年出版的《王冰医学全书》（张登本、孙理军主编），辑录了王冰对《黄帝内经素问》的校勘注疏，以及其系统研究运气学说的论著，书后附有"王冰医学学术思想研究"。此外，有关王冰生平以及学术思想的研究，还散见于《黄帝内经素问七篇讲解》《黄帝内经研究大成》《中医古籍训诂研究》《〈黄帝内经〉理论与方法论》等现代学者的著作之中。

本书编著过程中，笔者在前人研究基础之上，查阅了大量相关文献，对王冰编次和注释《素问》进行了深入的梳理与研究。并考证其生卒年代和生平概况，体会其高尚的医德和严谨的治学态度，力求全面地阐明其学术思想和理论成就。

　　本次整理研究所选用的王冰著作版本为学苑出版社 2009 年出版的影宋本《重广补注黄帝内经素问》。本书中凡是直接引用其他著作原文者，以及虽未直接引用原文，但参考其学术观点的，均以参考文献的形式附于书末。

　　本书在编写过程中，得到了中国中医科学院潘桂娟研究员及北京中医药大学烟建华教授、钱会南教授的大力支持和指导，在此一并致谢！

　　衷心感谢参考文献的作者以及支持本项研究的各位同仁！

北京中医药大学　禄颖

2021 年 1 月

王冰

生平概述

　　王冰，号启玄子，又作启元子，籍贯、生卒年代不详，唐代中叶著名医家。王冰自幼崇尚道家，夙好养生，留心医药，于唐玄宗天宝九年（750）至唐宝应元年（762），历时十二年，对《黄帝内经素问》（以下简称《素问》）进行了全面的校勘、训诂、注释和发挥，树立了正经正注的典范，为《素问》的传播提供了蓝本和依据。其基本上勾画出养生、阴阳五行、藏象、诊法、病能、经络腧穴、论治、运气理论的整体框架；第一次将运气学说完整而系统的内容奉于世人。另撰有《玄珠密语》《天元玉册》及《元和纪用经》。王冰对中医理论的传承与发展做出了杰出贡献，对后世产生了广泛而深远的影响。

一、时代背景

　　王冰生卒年代不详，且争议颇多。现存唯一可以参考的年份，是其自署于《黄帝内经素问·序》之末的唐宝应元年（762）。据此推论，王冰若养生有道，应该是横跨玄宗、肃宗及代宗在位时期的人物。而这一时期，正是唐朝的鼎盛时期，社会政治稳定且经济繁荣，对王冰完成《素问》的编次和校注起到了促进作用。

（一）社会背景

　　王冰所处的历史时期，经历了从武则天到唐玄宗李隆基的过渡时期。虽然朝廷发生了一系列的宫廷政变，但并未大动干戈，因此对整个唐朝未造成太大影响。唐玄宗即位后，重用了一大批有才干的大臣，进行了一系列改革，从而使李唐王朝进入了鼎盛时期，称为"开元之治"。此时，国家统一，政治稳定，社会生产力和社会经济实力均有了较大的发展，出现了一派盛世繁荣的景象，这也为文化昌盛和学术的发展奠定了良好的基础。以韩愈、柳宗元为代表的文学家，以李白、杜甫为代表的诗人，以及孔颖达等一批学术上的历史名人，也是这一时期的代表人物，造就了中国文化史上光辉灿烂的时代。

经济文化的繁荣昌盛，以及学术的发展，都为王冰编次和注释《素问》以及运气理论研究奠定了基础。如唐显庆元年（656）国子监设"算学"，王孝通的数学专著《缉古算经》被列为教科书，并规定此书学习年限长达三年。王冰的《玄珠密语》《素问》"运气七篇"，及其注释中论及的运气推算方法，就与《缉古算经》有一定联系。而王冰对《素问》原文的解释和注疏，以及注释的方法和特点，除了前人杨上善《黄帝内经太素》、杨玄操《难经集注》等人起到示范作用外，还与当时以孔颖达为代表的注疏经典的学术氛围有着密切的关系。

（二）医学背景

医学在唐朝的发展，与这一时期的经济、文化，及其他学科学术的发展是同步的。唐朝在相当长的历史时期，对医学采取了一系列的扶植和促进发展的政策和措施。

首先，唐朝重视医学教育。武德七年（624），李渊在长安设立太医署，这被公认为是我国历史上第一所由国家举办，皇家直属的官办医学院。太医署具有较为完备的人员编制、医学分科、课程设置及考核任用制度。贞观之后，在各州设有医学教育，根据政区的大小，设置博士、助教等不同级别的教学人员，并招收学生。其次，还制订了医事律令。唐代的医事律令较为严格和完善，且直接影响到日本。当时日本多参照唐朝制订的医事律令，并予以执行。仅日本学者仁井田所辑当时的《医疾令》记载，就包括"合和御药监视""医针生学业""太医置常合伤寒等药""药园师种采诸药""医生分业教习""诸医学成之限""针生学业及业成之试""博士之教""百姓亦合和药物""行军及作役之处五百人以上，太常给医师一人"等11个方面。此外，唐朝当局还重视普及医学知识、倡导修编医书。唐显庆二年（657），政府主持修编了历史上第一部由国家颁行的《新修本草》。此外，武则天及唐玄宗在位期间，均组织人力编修方书，甚至唐玄宗还亲自主持编撰医书，如《广济方》。

"上有好者，下必有甚焉者矣。"在唐朝尚文重医的社会风尚影响下，涌现了诸多名医和医学著作，如孙思邈的《备急千金要方》《千金翼方》、杨上善的《黄帝内经太素》、杨玄操的《难经集注》、张文仲的《张文仲方》、崔知悌的《崔氏纂要方》、王勃的《医语纂要》、王焘的《外台秘要方》等。而王冰历经十二载对《素问》进行编次和校注，正与唐朝重视医学，倡导修编医书这一大的背景相合。

二、生平纪略

王冰，自号启玄子，唐代著名医家，著有《玄珠密语》《天元玉册》《元和纪用经》及《昭明隐旨》等书。在郭子斋堂从先师张公处得到《素问》秘本，又与齐梁间全元起《素问训解》本相参校，刻苦钻研，结合自己的认识和经验，对《素问》进行了重新编次、全面校勘、训诂、注释和发挥。单就《素问》而言，王冰的注文几达5000条之多，其中引用书目共38种，引文有536条，使原来残缺不全、脱简讹误甚多的传本，得以定本而流传于后世。

（一）王冰其人考辨

关于王冰其人，《旧唐书》《新唐书》无传，野史及相关资料绝少提及，生平里籍亦无从可考，仅据《素问》王冰序和林亿等人之语可知，王冰为《素问》作注时，应在唐宝应元年（762），其别号启玄子，曾经任太仆令，享年80余岁。宋以后历代目录学家和史学家虽多有提及，但可惜都无更多新的资料，或者妄加推测，或者仅沿用前人之说，且唐朝有据可查名为王冰者就有六人，也有学者认为冰字有冰、氷、砅、砯四种不同书写形式。

1. 冰、氷、砅、砯字析疑

（1）王氷即王冰

在历代典籍中，多以"王冰"这种形式记载，可谓是正写。而"王氷"也较为多见，如清·胡渭《洪范正论·卷二》："王氷注《素问》。"清·姚炳《诗识名解·卷八》："唐王氷注素问。"《新唐书·艺文志》："王氷注《黄帝素问》二十四卷。"《四库全书》按云："氷号启元子。"由上可见，"王氷"和"王冰"同时使用。由此可知，"氷"和"冰"二者音义完全相同，实为一字。

（2）王砅为王冰之误

传世文献中，"王砅"之名，首见于南宋著名目录学家晁公武的《郡斋读书志》。如"后志·卷二"之"黄帝素问"条："右唐王砅注。砅谓：汉《艺文志》有'《黄帝内经》十八卷'，《素问》即其经之九卷，兼《灵枢》九卷，乃其数焉……砅自号启玄子。"此言"《素问》即其经之九卷，兼《灵枢》九卷，乃其数焉"，与王冰在《黄帝内经素问》中的自序原文完全相同，且王冰别号启玄子，因此晁公武所云之"王砅"即"王冰"。此外，南宋藏书家、目录学家陈振孙的《直斋书录解题》中，还提出"王砅者宝应中人也"。

宋元之际著名的历史学家马端临，在《文献通考·经籍考》中引用晁氏、陈氏之语，均言唐时注解《黄帝内经素问》的作者为"王砅"。《四库全书》编者则在"王冰注"后指出："案新旧唐书俱作氷，《通考》误作砅。"清·于敏中等奉敕编写的《钦定天禄琳琅书目》中亦云："王冰之名载于《读书志》及《文献通考》者并作'砅'，惟《宋史·艺文志》仍作'冰'字，与此书同。按《集韵》《韵会》诸书，'砅'并音，砯为水击出岩声，与'冰'字音义迥别。据此书作'冰'，则知晁、马二家之误也。"

（3）王砅为王砅之误

清·段玉裁《说文解字注》"瘅"字注中云："王砅注《素问》'黄疸'云：'疸，劳也。'"《四库全书总目提要·子部·医家类一》云："其名晁公武《读书志》作王砅，杜甫集有赠重表侄王砅诗，亦复相合。然唐、宋志皆作冰，而世传宋椠本亦作冰字。或公武因杜甫诗而误欤。"此文中指出，晁公武误将杜甫诗歌中人，认作校注《黄帝内经素问》之人了。查考杜甫之诗，名为《送重表侄王砅评事使南海》。一般认为，此诗中之王砅，是唐初四大名相之一王珪之孙。宋·葛立方撰《韵语阳秋》中认为："砅，珪之元孙也，谓珪为高祖。"日·丹波元胤在《中国医籍考》中对此有详论，认为："作次注者，疑非杜之重表侄。"但又说："然宝应之时，杜犹在，与王冰同时，况一点之差，则其果然否，亦不可知也。"按杜甫作此诗时，乃大历四年，时年58岁，从诗中所述情况看，其重表侄远比杜甫年轻。宝应元年，杜甫只有51岁，王砅更年轻，为《素问》注者，似不可能。况冰之与砅，音义相去甚远。故段玉裁以及《四库全书总目提要》中的"王砅"均是"王砅"之误。

2. 此王冰非彼王冰

（1）京兆府王冰

余嘉锡在《四库提要辨证》中曰："案为京兆府参军之王冰，见于世系表者（此指《新唐书·宰相世系表》)，乃王播之子。播为唐文宗相，《文苑英华》《唐文粹·卷五十六》均有故丞相尚书左仆射赠太尉王公神道碑，乃李宗闵太和五年所作。末曰：'嗣子镇，前秘书丞，次曰冰，始参京兆府参军事。'与表正合。此书（《素问》）冰自序，末题宝应元年，由太和五年上溯宝应元年，已六十九年，必非一人，盖偶同姓名者耳，《提要》中混而为一人。"

（2）太原尹王冰

《金石录目·卷六》有太原尹王冰墓志，注曰："开元二十七年（739）十月。"可知开元之末，其人已去世，又如何在宝应元年（762）注《内经》呢？可见必非同一人。

（3）金城县尉王冰、长安尉王冰

《唐会要·卷七十五》记载："景云二年，御史中丞韦抗加京畿按察使，举奏金城县尉王冰，后著名位。"唐景云二年（711），要早于唐宝应元年（762）51年。《旧唐书·韦抗传》卷九十二："抗为京畿按察使时，举奉天尉梁卿、新丰尉王冰、金城尉王冰、华原尉王焘，为判官及度支使。其后，卿等皆名位通显。"所记与《唐会要》基本同。《唐会要·卷八十五》："开元九年正月二十八日，监察御史宇文融请急察色役伪滥，并逃户及籍田，因令充使，于是奏劝农判官数人，华州事参军慕容琦、长安县尉王冰……至十二年，又加长安县尉王焘。"从《唐书》的记载中可知，宇文融与韦抗同殿称臣，如《新唐书·宇文融传》卷一百三十四："有诏融与礼部尚书苏延页、刑部尚书韦抗、工部尚书卢从愿……分总而不得参事，一决于上。"就二人资历而言，则是韦抗在前，宇文融在后。因此，二人举荐之王冰极有可能系同一人。

此王冰极有可能就是《素问》次注者，理由有三：一是金城为京畿要地，可能因举荐王冰等人有功，韦抗遂迁升为京县尉；二是从唐景云二年至唐开元九年仅10年，从时间上亦颇符合；三是韦抗与宇文融均举荐过王焘，似可作为佐证。唐景云二年下距王冰注毕《素问》之唐宝应元年有51年。

（4）王琳之子王冰

《新唐书·列女传》："王琳妻韦，训子坚、冰有法，后皆名闻。"《新唐书·列女传》所称王琳之子王冰，虽然没有确切的时间线索，但根据《列女传》的编排体例，所列人物均是按时间顺序由前向后排列的。如其中的李德武妻乃隋末唐初人，其后的卫孝女、樊彦琛妻，则分别是唐太宗、武后年间的人。

因此，判断王琳妻韦氏所处大致年代，当在圣历元年至开元十三年间，从时间上看，其子王冰也有可能与韦抗、宇文融举荐之王冰系同一人，与编次注释《素问》之王冰，在时间上亦相重合。目前，惜无其他资料佐证，无法明确他们之间的关系，只能做此推测。

（5）金部员外王冰

据《唐尚书省郎官石柱题名考·卷十六》记载，其金部员外郎名单后段中有王冰，此皆不著时代，不可考。而且《全唐文·卷四百三十三》亦提到："冰，宝应中，官京兆府参军、金部员外郎。"如果是与王播之次子为同一人，则一定非《内经》之次注者。但此段文句随后即节录《黄帝内经素问·序》，所以也可能是《全唐文》的编者不熟悉史料所造成的疏失。

（二）生活年代的考证

王冰生活的年代，可以依据的史料，主要有《素问》王冰注的自序、《玄珠密语》启元子自序以及林亿等人所述的极少量零散资料。如王冰《黄帝内经素问·序》中"历十二年""时大唐宝应元年岁次壬寅序"，《玄珠密语》启玄子自序中"则天理位，废志休儒"；北宋·林亿在《素问》"新校正"王冰自序下注曰："按唐《人物志》，冰，仕唐为太仆令，年八十余，以寿终。"可知，王冰享年80余岁，曾官至太仆令，别号启玄子（清代谓启元子），完成《素问》的编次和注释于唐宝应元年（762）。

王冰一生八十余载，通过今之学者的考据，大致可以勾画出王冰其人的生活年代，大致经历了唐代几次社会大变革，一是"则天理位"，二是中宗复辟，三是玄宗的"开元盛世"，四是"安史之乱"。

1. 少年生活于武则天时代

武则天在位共二十载，于唐永淳三年（684），先后废其子李显（中宗）、李旦（睿宗）后亲临大宝，建立武周王朝，于武周长安四年（704），中宗复辟，恢复李唐王朝。若以王冰《玄珠密语》自序中"则天理位，废志休儒"的记述为据，其少年时代生活在武则天执政时期，且科举仕途未有建树。

2. 唐睿宗时代任县太尉

约在唐景云二年（711）唐睿宗李旦在位时期，经韦抗、宇文融二人的举荐而为"县太尉"，此时王冰年20多岁。

3. 唐玄宗时代始注《素问》

年近花甲的王冰，于唐玄宗天宝九年（750）开始编次注释《素问》，时"历十二年"，于唐"宝应元年"（762）而告竣。此时的王冰，已经年届古稀。

（三）对"安史之乱"的认识

王冰《黄帝内经素问·序》云："且将升岱岳，非径奚为？欲诣扶桑，非舟莫适。乃精勤博访，而并有其人。历十二年，方臻理要，询谋得失，深遂夙心……兼旧藏之卷，合八十一篇二十四卷，勒成一部。"此序写作之时为"大唐宝应元年岁次壬寅"，且序中云撰写此书"历十二年"，即唐玄宗天宝九年（750）开始撰写，至唐宝应元年（762）告竣，其间经"安史之乱"，虽未辍此业，但在注中，对安史之乱动因与祸害，有曲折隐约之批判，也体现了他对社会的态度和见解。如《素问·灵兰秘典论》："主不明则十二官危，使道闭塞而不通，形乃大伤，以此养生则殃，以为天下者，其宗大危。戒之戒之！"王冰首先从医理角度进行注释："使道，谓神气行使之道也。夫心不明则邪正一，邪正一则损益不分。损益不分，则动之凶咎，委身于赢瘵矣，故形乃大伤，以此养生则殃也。"然后借助"心"君主之官的作用，表达对当时唐朝政府及引起安史之乱原因的看法："夫主不明则委之于左右，委于左右则权势妄行，权势妄行则吏不得奉法，吏不得奉法则人民失所而皆受枉曲矣。且人惟邦本，本固邦宁，本不获安，国将安有？宗庙之立，安可不至于倾危乎？故曰戒之戒之者，言深慎也。"

自安禄山于唐天宝十四年（755）十一月在范阳起兵造反，至唐宝应二年（763）正月史思明之子史朝义为其部将李怀仙枭首止，安史之乱历经7年余，生民涂炭，正如王冰注所言，"人民失所而皆受枉曲"，"宗庙之立，至于倾危"。除对"安史之乱"的危害进行论述外，王冰还分析了"安史之乱"产生的原因，即"夫主不明则委之于左右，委于左右则权势妄行，权势妄行则吏不得奉法"。此正是对唐玄宗年老昏愦，将权势委于左右，尤其是委于安禄山，致使其肆行无阻状况的描述。

如钱超尘教授所云，王冰是一位医学家，不是政治家和历史学家，故对"安史之乱"成因的总结不尽全面；且限于注释体例，不能畅所欲言；又限于当时的政治形势，不可能直接地面对"安史之乱"，从皇帝至大臣，从朝廷到地方进行无所顾忌的评述；能够在注释中，曲折委婉地评论到这种程度，总结"安史之乱"的历史教训，已经十分难得了。细览王冰对《素问》全书的注释，唯此一处反映出他对当时社会的态度。

三、从医经历

（一）得名师之真传

王冰在《黄帝内经素问·序》中，明确提到自己的两位老师，说到"时于先生郭子斋堂，受得先师张公秘本"。"先生郭子"虽为其师，但王冰未曾细说，后人亦无所考。而"先师张公"，疑为中唐时期的御医张文仲。张文仲是中唐时期的著名医学家，洛州洛阳（今河南洛阳）人，少与乡人李虔纵、京兆韦慈藏皆以医术高超而知名，武则天初诏为侍御医，后为"尚药奉御"，《新唐书》《旧唐书》并有其传。张文仲善疗风疾，其医术为当时诸多医家所折服，《旧唐书·张文仲传》云："自武则天、唐中宗以后，诸医咸推文仲、虔纵、慈藏三人为首……武周久视元年（700，武则天年号）终于尚药奉御。"即官职最终迁升为尚药奉御这一唐代医药领域最高之职。

张登本教授依据史料，分析了王冰师从张文仲的原因。张文仲所著《张文仲方》（10卷），最早当成书于唐中宗神龙元年（705）。此书为唐·王焘编撰《外台秘要方》时主要引用的文献，成书时张文仲已届暮年，而王冰年近而立，正是风华正茂、精力充沛、求知欲望最为强烈之时。张文仲多年为宫廷御医，家中珍藏各种医学典籍，这为王冰研读前人著作提供了充分的条件。张文仲如果没有渊博的医药知识和丰富的临床经验，是不可能名闻乡里而被选拔为宫廷御医的，也不可能撰著《四时常服及轻重大小诸方十八首》及有十卷之众的《张文仲方》。正因为如此，王冰所学可谓是名师之真传。

（二）治学严谨，注释《素问》

《素问》一书，历经了时代变迁。东汉·张仲景在编著《伤寒杂病论》时，曾"撰用《素问》《九卷》《八十一难》"，这是《素问》作为书名的最早记载。晋·皇甫谧在《针灸甲乙经》序言中，第一次指明《素问》的卷数，以及《素问》《九卷》均是《内经》的组成部分。其曰："今有《针经》九卷，《素问》九卷，二九十八卷，即《内经》也，亦有所亡失。"说明此时已有部分内容脱简未见。公元6世纪初，南朝全元起《素问训解》有别本流传。《隋书经籍志》所载《素问》只剩8卷，已亡第7卷，此与《针灸甲乙经》序言中所述"亦有所亡失"及全注本共八卷是一致的。

王冰把《素问》视为"真经"和"龟镜"，但由于魏晋时期战乱频繁，《素问》流传到唐代，世之通行本残阙散失严重，原有的9卷缺失了第7卷，只剩下8卷，而且存在诸多纰缪之处，按照王冰的描述："世本纰缪，篇目重叠，前后不伦，文义悬隔，施行不易，披会易难，岁月既淹，袭以成弊。或一篇重出，而别立二名；或两论并吞，而都为一目；或问答未已，别树篇题；或脱简不书，而云世阙。"在此背景之下，他开始编次和注释工作，这个过程非常辛苦，除以老师所藏秘本，补充当时《素问》所缺第七卷之外，还吸取了当时医家的见解，经过十二年的努力才告完成。另外，他还效仿南朝齐梁陶弘景朱墨分写《本草经集注》的方式，本经用墨字书写，增文和注文都用朱字书写，使人能够一目了然，即"凡所加字，皆朱书其文，使今古必分，字不杂糅"。例如，《素问·六节藏象论》中"不分，邪僻内生，工不能禁"句下，王冰注曰："此上十字，文义不伦，应古人错简，次后五治下乃其义也，今朱书之。"这种朱墨分写的方法，体现出王冰严格谨慎、求真务实的治学态度。王冰经过精勤博访、拾遗补阙、整理编次，使《素问》不但得以保存，而且更加系统化。正如北宋林亿在《重广补注黄帝内经素问》序中所说，"犹是三皇遗文，烂熟可观"，并感叹道："奈何以至精至微之道，传之以至下至浅之人，其不废绝，为已幸矣！"

（三）退隐问道，重视运气

唐睿宗景云二年（711），经韦抗、宇文融二人举荐，王冰出任"县太尉"，即"金城尉王冰"。由于当时武则天当政，而生退隐之心，开始"专心问道，执志求贤"（《玄珠密语·序》）。

王冰隐退问道，与王冰的道士身份密切相关。首先，支持王冰具有道士身份的一个重要史料，是道教文献《摄生纂录》。关于该典籍的作者，据《新唐书·艺文志》记载："王仲丘，《摄生纂录》一卷。"其后，郑樵的《通志·艺文略》，亦沿用《新唐书》的观点："《摄生纂录》一卷，唐王仲邱撰。"但"王仲丘"究竟是何人？按照《山东通志·卷三十四》记载，王仲丘就是编次注释《素问》的王冰。如其中论述到："王冰注《黄帝素问》二十四卷，字仲邱，号启元子，人旧志作王砅，误；又注《灵枢经》九卷，又《摄生纂录》一卷，又《天元玉策》三十卷。"《摄生纂录》中有大量的道教方术内容，应该不是一个普通的医家所写。由此可见，"弱龄慕道"的王冰，在编次注释《素问》之前，就已经具有了深厚的道教素养。

王冰除编次和注释《素问》外，还有其他著作，在《黄帝内经素问·序》中曾明言："辞理秘密，难粗论述者，别撰《玄珠》，以陈其道。"王冰应确实撰写了《玄珠密语》一书，虽世无传本，但根据今本《玄珠密语》的内容可知，他对运气诸论亦颇有发明，羽翼了《素问》"运气七篇"及其注疏的内容。运气学说的内容，在《素问》中约占三分之一的篇幅，在中医理论中具有重要地位。今本《素问》第六十六至七十四，共计7篇，是五运六气内容的专论，故又被称为"运气七篇"。据现存文献考证，王冰在对古本《素问》进行编次时"受得先师张公秘本"并予以注疏，才使《素问》"运气七篇"的内容公之于世，并传于后人。因此，王冰是发现并传扬《素问》"运气七篇"的第一人。

王冰

著作简介

目前公认王冰的著作，为其编次和注释的《黄帝内经素问》。此外，还有王冰为准确注疏《素问》"运气七篇"而编纂的《玄珠密语》《天元玉册》，以及后世学者编著而托名王冰的《元和纪用经》。后三部书的作者，是否为王冰，古今皆说法不一。

一、《黄帝内经素问》

王冰历经 12 年，编次注释的《黄帝内经素问》，后经宋·林亿等校正为《重广补注黄帝内经素问》（以下简称《新校正》），是现存最为系统、最为完善、流行最广、影响最大的《素问》传本，被作为今本《素问》的通行本。

《新校正》共 81 篇，分为 24 卷。其中，卷第一为《上古天真论篇第一》《四气调神大论篇第二》《生气通天论篇第三》《金匮真言论篇第四》；卷第二为《阴阳应象大论篇第五》《阴阳离合论篇第六》《阴阳别论篇第七》；卷第三为《灵兰秘典论篇第八》《六节藏象论篇第九》《五脏生成篇第十》《五脏别论篇第十一》；卷第四为《异法方宜论篇第十二》《移精变气论篇第十三》《汤液醪醴论篇第十四》《玉版论要篇第十五》《诊要经终论篇第十六》；卷第五为《脉要精微论篇第十七》《平人气象论篇第十八》；卷第六为《玉机真脏论篇第十九》《三部九候论篇第二十》；卷第七为《经脉别论篇第二十一》《脏气法时论篇第二十二》《宣明五气篇第二十三》《血气形志篇第二十四》；卷第八为《宝命全形论篇第二十五》《八正神明论篇第二十六》《离合真邪论篇第二十七》《通评虚实论篇第二十八》《太阴阳明论篇第二十九》《阳明脉解篇第三十》；卷第九为《热论篇第三十一》《刺热篇第三十二》《评热病论篇第三十三》《逆调论篇第三十四》；卷第十为《疟论篇第三十五》《刺疟篇第三十六》《气厥论篇第三十七》《咳论篇第三十八》；卷第十一为《举痛论篇第三十九》《腹中论篇第四十》《刺腰痛篇第四十一》；卷第十二为《风论篇第四十二》《痹论篇第四十三》《痿论篇第四十四》《厥论篇第四十五》；卷第十三为《病能论篇第四十六》《奇病论篇第四十七》《大奇论篇第四十八》《脉解篇第四十九》；卷第十四为《刺要论篇第五十》《刺齐论篇第五十一》《刺禁论篇第五十二》《刺志论篇第五十三》《针解篇第五十四》《长刺节论篇第五十五》；卷第十五为《皮部论篇第五十六》《经络论篇第五十七》《气穴论篇第五十八》《气府论篇第五十九》；卷第十六为《骨空论篇第六十》《水热穴论篇第六十一》；卷第十七为《调经论篇第六十二》；卷第十八为《缪刺论篇第六十三》《四时刺逆从论篇第六十四》《标本病传论篇第六十五》；卷第十九为《天元纪大论篇第六十六》《五运行大论篇第六十七》《六微旨大论篇第六十八》；卷二十为《气交变大论篇第六十九》《五常政大论篇第七十》；卷第二十一为《六元正纪大论篇第七十一》《刺法论篇第七十二》《本病论篇第七十三》；卷第二十二为《至真要大论篇第七十四》；卷第二十三为《著至教论篇第七十五》《示从容论篇第七十六》《疏五过论篇第七十七》《征四失论篇第七十八》；卷第二十四为《阴阳类论篇第七十九》《方盛衰论篇第八十》《解精微论篇第八十一》。

　　以上 81 篇的内容及顺序安排，大致可以呈现出王冰对于《素问》理论的归纳和分类：养生（第 1~5 篇）、阴阳五行（第 3~7 篇）、藏象（第 8~11 篇）、诊法（第 12~20 篇）、病能（包括病机、病证，第 21~49 篇）、经络腧穴以及论治（第 50~65 篇）、运气（第 66~74 篇）、医事（第 75~81 篇）。这种结构体系，成为明清之后研究《素问》理论的依据，也是今天研究中医理论体系的基本框架。

二、《玄珠密语》

《玄珠密语》，又名《素问六气玄珠密语》，或《元珠密语》（以下简称《玄珠》）。《玄珠》之书名，出现于王冰《黄帝内经素问·序》中，"辞理秘密，难粗论述者，别撰《玄珠》，以陈其道"。由此可知王冰确实撰写了《玄珠》，但未留下更详细的资料。新、旧《唐书》中，未提及此书，至宋始有记载，按现存《玄珠密语·序》中所言，应为 10 卷本，而流传过程中又出现过 10 卷本、16 卷本、17 卷本、5 卷本等版本。林亿、高保衡校王冰《黄帝内经素问》曰："详王氏《玄珠》，世无传者，今有《玄珠》十卷。"但认定其为"后人附托之文"。张登本教授认为，今本《玄珠密语》是北宋林亿、高保衡在重新校注《素问》时所参考的古本；林亿、高保衡虽疑《玄珠》为"后人附托之文"，但也无确据，仅仅怀疑而已。并据此推论，王冰所撰《玄珠密语》，是以五运六气的相关内容为主旨，而今本《玄珠密语》的内容也正应于此；据今本《玄珠密语》序所言相关年代，与王冰相关资料略有出入；今本《玄珠密语》不如王冰注疏《素问》"运气七篇"的文辞典雅，而颇显粗糙。因此可以认为，宋以后流传至今的《玄珠密语》，从内容上可能与王冰所撰者同属运气内容，都是对《素问》"运气七篇"的阐发，同属王冰所传扬运气之学的理论体系，但后者可能是在前者基础上增删或改写而成。

因此，《玄珠密语》是王冰在对《素问》"运气七篇"进行阐解时的案头工作笔记，后经过整理而成的。《中国中医古籍总目》中现存《玄珠》版本为 17 卷本，共 27 篇，广涉医学、物候、气象、占卜、谶言等内容。此书论述了一甲子六十年的司天、在泉、中运之气、年干、岁支、左右四间气等多个层面、多个角度的相互关系，并就上述诸多层面关系在气候、物化、发病、用药选择等方面的实际意义加以阐释，是对"运气七篇"相关内容的细化说明和必要补充，仍属于运气理论体系的相关知识。该书涉及运气的主要内容如下：卷一"五运元通纪篇""迎随补泻纪篇"；卷二"运符天地纪篇"；卷三"天元定化纪篇""观象应天纪篇"；卷四"天运加临纪篇"；卷五"占候气运纪篇"；卷六"天罚有余纪篇""阴亏平正纪篇"；卷七"运临超接纪篇""运通灾化纪篇"；卷八"南政顺司纪篇""北政右迁纪篇"；卷九"司天配轮纪篇"；卷十"正化令专纪篇""对司易正纪篇"；卷十一"司天间化纪篇"；卷十二"三元配轮纪篇"；卷十三"地应三元纪篇""地合运胜纪篇"；卷十四"胜符会对纪篇""灾郁逆顺纪篇"；卷十五"地土间物纪篇"；卷十六"五行类应纪篇""生禀化源纪篇"；卷十七"六元还周纪篇"，其内容和体例与《素问·六元正纪大论》部分内容极其相似。

三、《天元玉册》

《天元玉册》，又名《天元玉策》。王冰为使五运六气的相关知识被更多的医家认识和接受，在撰著《玄珠密语》的同时，又撰写了《天元玉册》。《宋以前医籍考》所辑《郡斋读书志》曰："《天元玉册》三十卷，右启玄子撰，即唐王冰也，书推五运六气之变。"继则《文献通考》《文渊阁书目》《世善堂藏书目录》《医藏书目》《国史经籍志》均沿其说。但也有认为《天元玉册》并非王冰所作，乃是托名启玄子所撰。

张登本教授将《素问》仅见的几处《太始天元册》之文及王冰之注（尤其是王冰对"九星"的注文），与今本《天元玉册》的主要内容进行比较后，认为《素问》的"天元纪大论"和"五运行大论"中的《太始天元册》文字，与王冰及《新校正》注文所言《天元玉册》，在内容上属同一体系，都与五运六气的内容有关；《新校正》中虽云"今有《玄珠》十卷，《昭明隐旨》三卷……其《隐旨》三卷与今世所谓《天元玉册》者，正相表里"，但并未指出《天元玉册》为王冰所著或托王冰之名。因此，《天元玉册》是在唐宋时期均有流传的专门论述五运六气及其相关内容的文献古籍，托名王冰之说是《新校正》之后的事。

今本《天元玉册》，为常熟顾长亨抄录明成化丁未年本，共计28卷，其中的卷十、卷十一，只有卷目，并无内容，刻时已佚，于原30卷又少2卷，今本有文实乃26卷。《天元玉册》各卷的主要内容如下：卷一，分别论述"求八司九室至得位法""九宫定位应九宫八卦及维正法""八司天令应化法""八司六气化应不飞法""八司六气主客相胜法"等。卷二，论述司天、六气正化对化，以及六气六步交司时刻计算方法等。卷三，论述司天之气的太过、不及、平气、左右间气的交司时刻计算方法等九个相关问题。卷四，论述六气的正化、对化以及在泉之气交司时刻的计算等。卷五，论述十二地支的数学含义及其运用，讨论了在泉之气与左右间气的关系，同时兼述在泉之气的太过与不及。卷六，专论在泉之气及其左右间气的太过与不及。卷七，专论十干化运；三十年司天、在泉、中运之气的关系，及其太过不及的推算；并于卷末附有五运太过、不及、化运、司天在泉、四间气的"三元"示意图。卷八，分别对岁运交司时刻及其计算方法，以及土、金、水、木、火五运交司时刻计算方法，五运太过、不及的星占内容等十一个问题予以阐述。卷九，分别对六十年十干化运及与岁支的关系进行论述，并论及各运的星象及所应吉凶祸福的预测。卷十、卷十一，只存卷次，并注明亡佚，但目录中有"此二卷论律吕，旧本失录"注文。卷十二，专论六步气化所产生的气候特点及各步交司时刻、所主节气，其内容与《六微旨大论》的部分内容大体一致。卷十三，先论二十四节气分布的月份，后论"九局八门"。卷十四，专论六气司天时，其左、右间气以及六气分别为左、右间气年份的交司时刻及其计算方法，共十论。卷十五，论述太阳寒水为司天之气的左间气、太阳寒水为右间气之交司时刻的计算方法，并以图示的方法论述了六气升降规律，计三论。卷十六至卷二十二，凡七卷，分别论述第一天蓬星、第二天芮星、第三天冲星、第四天辅星、第六天心星、第七天柱星、第九天英星等七星的外经星、中经星、里经星的运行规律，以及各经之星运行时六气六步司值的时间（即司值天数），并附图说明。在此七卷中，缺少"天禽星""天任星"两者的图和相关文字。卷二十三，论述司天、在泉、中运之气的参化，"治易脉、神、藏之位法"；又对岁支逢子午、卯酉、己亥之年的南政、北政司天时寸口六部脉象变化规律做了论述。卷二十四，继上卷之后，叙述岁支逢寅申、丑未、辰戌之年的南政、北政司天时寸口六部脉象变化规律。同时，还对男脉应左、女脉应右的理由做了说明，并以"南北政司天手鉴之图"示之。卷二十五，分别论述少阴（热气）、太阴（湿气）、少阳（暑气）、阳明（燥气）、太阳（寒气）、厥阴（风气）六气司天之年各有十种脉象变化规律，合计共"六十首"；还论及脏腑每部脉象四十五动的内容。卷二十六，分别论述六气天游太乙、十神太乙轮支等内容，并以甲子、乙丑、丙寅、丁卯年为例，阐述游宫法，"有文无图"。卷二十七，论述"求八司对宫避太乙相冲纪法"。卷二十八，共六论，分别论述"六气淫胜""星游九宫"以及灾害、祸福、吉凶之应等内容。

四、《元和纪用经》

　　关于《元和纪用经》，在清光绪十二年"修敬堂"刻本，"于然堂"瘦樵程永培"跋"中记载："据《宋史·艺文志》载有启元子《元和纪用经》，世传绝少。明·李时珍《本草纲目》引用方书，无所不采而独遗此卷，或未尝寓目耶。王肯堂《准绳》曾引其说，以后诸家，绝未见有用其方者。"说明《元和纪用经》为宋以前古本医籍，明·王肯堂撰著《证治准绳》时，曾引用其文其方。宋元明清医家所见者绝少，并发现其有"阙文"。后于清光绪十二年"修敬堂"重刻时，经程永培校勘并据王冰编次注释《素问》的原文而补阙，即今本之《元和纪用经》。

全书分为3章：六气用药增损上章六法、五味具备服饵中章九法、后章。上章包括在厥阴风木司天的十年、少阴君火热气司天的十年、太阴湿土司天的十年、少阳相火（暑气）司天的十年、阳明燥金司天的十年和太阳寒水司天的十年，介绍如何根据司天之气、在泉之气、中运之气的特点，选择不同性味的药物治病；中章分别介绍丹药三法，以及汤剂、酒剂、散剂、圆剂总共81首方剂的药物组成、药物剂量、制备方法、服用剂量、饮食宜忌、主治功效、适应病证等；后章对中章介绍的81首方剂进行总体评价，同时对全书内容进行简要回顾。

王　冰

学术思想

一、学术渊源

（一）受道家影响，以道释医

王冰所处的唐代，崇奉道教，视道教为国教，朝廷极力倡导，高宗追尊老子为"太上玄元皇帝"，且高宗上元元年（674），曾有"王公以下皆习老子"的诏令。而"冰仕唐为太仆令"，在高宗之后，他肯定也受到诏令的影响；玄宗当政时，亲为《道藏》作注，加封庄子、庚桑子为"真人"，并下诏士庶各家必藏《老子》《庄子》等道家著作。因此可以说王冰自幼即受道家思想的熏陶，且有道号"启玄子"。

王冰在《黄帝内经素问·序》中自称"冰弱龄慕道，夙好养生"；他在编次和注释《素问》时，以《老子》为主要参考书，除有16处引用《老子》外，还引有河上公注1处、《道经义》5处、《广成子》1处及直引《庄子》1处；而且，在篇目次序方面，改以养生、阴阳、藏象、诊法等类为序，可谓深得老庄养生之旨；重新编次《素问》，把《素问》分为八十一篇，大概也是受了《道德经》的影响，古人把九作为数之极和道之极，九九八十一，被视为道的最高境界。日·丹波元简《素问识》曰："改易篇目叙次，共二十四卷，以为八十一篇，盖仿《道德经》《难经》也。"道家学术思想对王冰的影响，主要体现在以下几个方面：

1. 以"道"阐释人体生命过程

老子把"道"作为宇宙万物的本原。如《老子·一章》："道，万物之母，有物混成，先天地生。"《老子·四十二章》描述道化生万物的模式："道生一，一生二，二生三，三生万物。万物负阴而抱阳，冲气以为和。"而作为万物本原的"道"，是有象、有物、有精、有信的客观存在。如《老子·一章》："道可道，非常道。名可名，非常名。无名，天下之始；有名，万物之母。"《老子·二十一章》："道之为物……其中有象……其中有物……其中有精；其精甚真，其中有信。"道还是宇宙万物运动变化的总规律，如《老子·二十五章》："道法自然"。

王冰充分接受并且发展了老子关于"道"的思想，并将其应用于医学领域，用来描述、揭示客观事物和人体生命的过程和变化规律以及必然趋势。

王冰将道家关于"道生一"，化生万物的观点发挥到极致，且内涵与道家相同。如在注释《素问·五常政大论》所论"气始而生化，气散而有形，气布而蕃育，气终而象变，其致一也"时，曰："始，谓始发动。散，谓流散于物中。布，谓布化于结成之形。终，谓终极于收藏之用也。故始动而生化，流散而有形，布化而成结，终极而万物皆象变也。即事验之，天地之间，有形之类，其生也柔弱，其死也坚强。凡如此类，皆谓变易生死之时形质，是谓气之终极……天地虽无情于生化，而生化之气，自有异同尔……气有同异，故有生有化，有不生有不化，有少生少化，有广生广化矣。故天地之间，无必生必化，必不生必不化，必少生少化，必广生广化也，各随其气分所好所恶，所异所同也。"

王冰还用"道"以及"道"和"德"之间的关系，解释生命的过程以及征象。如在注释《素问·阴阳应象大论》之"阴阳"为"天地之道"时，称其为"变化生成之道也"，并引用老子之语"万物负阴而抱阳，冲气以为和"进行说明。在注释《素问·四气调神大论》所论"夫四时阴阳者，万物之根本也"时，曰"时序运行，阴阳变化，天地合气，生育万物，故万物之根，悉归于此"。在注释《素问·天元纪大论》所论"生生化化，品物咸章"时，曰"上生，谓生之有情有识之类也。下生，谓生之无情无识之类也。上化，谓形容彰显者也。下化，谓蔽匿形容者也。有情有识，彰显形容，天气主之。无情无识，蔽匿形质，地气主之。禀元灵气之所化育尔"。这些都是享受天地阴阳之气而升降化育的产物，即道"体"的体现。并且用"德"的概念，来说明人体之气是变化的，这些变化可从人身之外表色泽进行判断。如在注释《素问·解精微论》所论"是以人有德也，则气和于目，有亡，忧知于色"时，曰"德者，道之用，人之生也。《老子》曰：道之生，德畜之。气者，生之主，神之舍也。天布德，地化气，故人因之以生也。气和则神安，神安则外鉴明矣。气不和则神不守，神不守则外荣减矣"。这也是在论述道之"用"。

王冰同时还强调"道法自然"，重视把握事物的规律，将规律、原理和宇宙本原之"道"的概念，广泛运用于医学领域，描述、揭示客观事物和人体生命过程的变化规律和必然趋势。如在注释《素问·五常政大论》所论"根于中者命曰神机，神去则机息，根于外者命曰气立，气止则化绝"时，曰"诸有形之类，根于中者，生源系天；其所动静，皆神气为机发之主；故其所为也，物莫之知，是以神舍去则机发，动用之则道息矣。根于外者，生源系地，故其所生长化成收藏，皆为造化之气所成立，故其所出也，亦物莫之知，是以气止息则生化结成之道绝灭矣"。

2. 道家自然无为思想的应用

《老子·三十九章》："通常无为而无不为，侯王若能守之，万物将自化。""无为"实际上是合乎自然法则的有为，而并非无任何作为。关于"人道"，《老子·二十五章》："人法地，地法天，天法道，道法自然。"关于"天道"，《老子·六十四章》："辅万物之自然而不敢为。"无论是"天道"，还是"人道"，均应顺乎万物之自然，遵从事物发展的规律。王冰吸收、发挥道家"自然""无为"的思想，应用于治法、养生等医理和医术的阐释。

在治法理论上，《素问·三部九候论》："实则泻之，虚则补之。"王冰注曰："此所谓顺天之道。老子曰：天之道，损有余补不足也。"认为这是顺应自然的治疗原则。《素问·阴阳应象大论》: "病之始起也,可刺而已;其盛,可待衰而已。故因其轻而扬之,因其重而减之,因其衰而彰之。" 王冰注曰: "可刺,以轻微也。病盛取之,毁伤真气,故其盛者,必可待衰。轻者发扬则邪去,重者节减去之,因病气衰,攻令邪去,则真气坚固,血色彰明。" 强调治疗疾病时根据病邪的性质特点、停留部位、病势的发展,以及正气驱邪的趋向等因素,顺应其势,从最近的途径以驱邪外出,以最少的付出获得最佳的疗效,不要扰乱人体真元之气的运行。《素问·至真要大论》: "微者逆之,甚者从之。" 王冰注曰: "夫病之微小者,犹人火也,遇草而炳,得木而燔;可以湿伏,可以水灭,故逆其性气以折之攻之。病之大甚者,犹龙火也,得湿而焰,遇水而燔;不知其性,以水湿折之,适足以光焰诣天,物穷方止矣。识其性者,反常之理,以火逐之,则燔灼自消,焰光扑灭。" 其中将火之 "实火" "虚火",比喻成 "人火" "龙火",因此治疗方法也有所不同。实火,可以用水湿扑灭,苦寒直折其势;虚火,只能顺应其性以火逐火,引火归原。

在养生方面,王冰深谙老庄养生之道,充分阐释道家 "清净无为" "顺乎自然" 的养生思想。如现已亡佚的全元起所注《内经》中,《素问·上古天真论》在第九卷,而王冰将其移至篇首,作为全书的主导。并在注本篇经文 "起居无节,故半百而衰也" 时,指出 "半百而衰者,亦耗散而致是也。夫道者不可斯须离也,离于道,则寿不能终尽于天年矣"。王冰还引用《老子》 "物壮则老,是谓不道;不道早已,此之谓离道也" 来加以说明。《素问·上古天真论》: "故美其食,任其服,乐其俗,高下不相慕。" 王冰注曰: "美其食,顺精粗也。任其服,随美恶也。乐其俗,去倾慕也。高下不相慕,至无求也。是所谓心足也,不恣于欲,是则朴。" 此句与《老子·八十章》所言 "甘其食,美其服,安其居,乐其俗" 极为相似。又如,《老子·五十七章》: "故圣人云……我无欲而民自朴。" 可见王冰根据道家思想，对《素问》经文做了进一步的阐述和发挥。《素问·上古天真论》："外不劳形于事，内无思想之患，以恬愉为务。"王冰注曰："为无为，事无事，是以内无思想，外不劳形，法道清静，适性而动，故悦而自得也。"其中"为无为，事无事"，语出《老子》。此外《庄子》中的养生之论，亦被王冰引用来注释《素问》。如《素问·上古天真论》："所以能年皆度百岁而动作不衰者，以其德全不危也。"王冰注曰："德全不危者，不涉于危，故德全也。庄子曰：执道者德全，形全者圣人之道也。又曰：无为而性不全者，未之有也。"《素问·上古天真论》："中古之时，有至人者，淳德全道，和于阴阳，调于四时，去世离俗，积精全神，游行天地之间，视听八达之外，此盖益其寿命而强者也，亦归于真人。"王冰注曰："庚桑楚曰：神全之人，不虑而通，不谋而当，精照无外，志凝宇宙，若天地然。又曰：体合于心，心合于气，气合于神，神合于无，其有介然之有，唯然之音，虽远际八荒之外，近在眉睫之内，来于我者，吾必尽知之，夫如是者神全，故所以能矣。此所以同归于真人之道。"由上可知，道家思想不仅直接影响到王冰对《素问》卷篇的编次顺序以及分合，而且还直接影响到其对《素问》原文的理解和注释。

3. 承物极必反之理有所升华

王冰根据老子"祸兮福之所倚，福兮祸之所伏""物壮则老"的思想，反复论述"物极必反"的规律。如在《素问·阴阳应象大论》注文中说道："火之壮者，壮已必衰；火之少者，少已则壮。"又曰："重寒则热，重热则寒者，物极必反，亦犹壮火之气衰，少火之气壮也。"《素问·六微旨大论》："成败倚伏游乎中。"王冰注曰："夫倚伏者，祸福之萌也。有祸者，福之所倚也。有福者，祸之所伏也。由是故祸福互为倚伏。物盛则衰，乐极则哀，是福之极，故为祸所倚。否极之泰，未济之济，是祸之极，故为福所伏。故吉凶成败，自然之理，人在气中，养生之道，进退之用，皆然也。"揭示了一切事物的发展都要向其反面转化的规律。

王冰在道家思想的影响下，运用阴阳学说阐释人体生命活动及其病变，指导对疾病的诊断与治疗，提出了阴阳刚柔，升降出入，物极必反，寒热水火，方制异同，气候变化有常有变等方面的原理，使道家思想得到发展和升华。如《素问·天元纪大论》："曰阴曰阳，曰柔曰刚。"王冰注曰："阴阳，天道也。柔刚，地道也。天以阳生阴长，地以柔化刚成也。《易》曰：立天之道，曰阴与阳，立地之道，柔与刚，此之谓也。"进而提出寒热水火的理论和治疗原则。《素问·至真要大论》："诸寒之而热者取之阴，诸热之寒者取之阳。"王冰注曰："夫如大寒而甚，热之不热，是无火也；热来复去，昼见夜伏，夜发昼止，时节而动，是无火也，又如大热而甚，寒之不寒，是无水也。"无火者不必去水，宜"益火之源，以消阴翳"；无水者不必去火，宜"壮水之主，以制阳光"，对阴虚、阳虚所致阴阳偏衰之证，不攻其强，助弱制强，以柔制刚，促阴阳互化。

此外，从王冰对《素问》"运气七篇"的注释，也能看出老子思想的影响。在注文中明确阐述了四时递更，万物化生，均本于自然界五运六气的原理。如在《素问·天元纪大论》注文曰："五运更统于太虚，四时随部而迁复，六气分居而异立，万物因之以化生，非曰自然，其谁能始？"人亦太虚中之一物，而且，运气的变化必然会影响人体气血的变化，所以人必须与天地之气相适应。运气有常有变，运气变化正常，则人健康无病；运气失常，会导致自然界气候物候变异，人体因气血运行失常而发生相应的病变。如王冰在《素问·六微旨大论》中注曰："造化之气失常，失常则气变，变常则气血纷扰而为病也。天地变而失常，则万物皆病。"如"君火之位"，相火居之，则大热早行，疫疠乃生；"燥金之位"，君火居之，则气候温热，热病时行等。但这些复杂的变化，也是有基本规律可循的，如《素问·气交变大论》注曰："太过不及，岁化无穷；气交迁变，流于无极。然天垂象，圣人则之，以知凶吉。"王冰遵循运气学说的旨要，在注疏时辩证地阐发了有益于临床之理，对后世理解经旨，深入探求气候变异与人体发病的关系颇有启迪。

（二）通熟儒典，以儒论医

王冰为唐代中期医家，当时虽重黄老哲学，但儒家思想已成风尚。王冰通熟儒典，注文中谈理论道释疑多引用《易》、孔子、孟子的思想、观点，且许多医学观点均可在儒家思想中溯本求源。

1. 以儒家思想论医学阴阳

王冰在注释《素问·阴阳应象大论》所论"阴阳道，天地之道也"时，指出此为"变化生成之道也"，并引用《易·系辞》语"一阴一阳之谓道"来佐证。同篇注阴阳为"神明之府"时，又引《易·易辞》所论"阴阳不测之谓神"，认为"神明居其中"，故"所以生杀变化之多端者"。王冰在论述阴阳柔刚时说道："阴阳，天道也。柔刚，地道也。天以阳生阴长，地以柔化刚成也。《易》曰：天地之道，曰柔曰刚。"王冰将哲学范畴的阴阳思维，运用于医学领域，说理充分严密令人信服。

2. 引儒家经典论天地人关系

儒家思想认为人之生命来源于天地乾坤。《周易·易辞下》："天地，万物化醇；男子构精，万物化生"；"乾道成男，坤道成女"。王冰在论述天地人时，多引儒家经典为佐证。如《素问·天元纪大论》："天地者，万物之上下也。"王冰注曰："天覆地载，上下相临，万物化生，无遗略也。由是故万物自生自长，自化自成，自盈自虚，自复自变也，夫变者何？谓生之气极本而更始化也。孔子曰：曲成万物而不遗。"同篇，在注释"布气真灵，揔统坤元"时，王冰注曰："太虚真气，无所不至也，气齐生有。故禀气含灵者，抱真气以生焉。揔统坤元，言天元气常司地气，化生之道也。"又引《易》曰："至哉坤元，万物资生，乃顺承天也。"在注释《素问·天元纪大

（2）底本非全元起本

林亿等校《素问》时，除运气七篇外，在其余每篇篇名下，均说明全元起本的篇目情况，从林亿等的校语中也可看出，似认为王冰是以全元起本为底本。全元起本中存在的许多问题，非常符合王冰序中所述"世本纰缪"情况，因此认为王冰选全元起本为底本，不符合底本选择的常规。另外，在《新校正》九十六条全元起本据校引文中，有四十余条据校引文与全元起本不符，而且似不能单纯以传抄致异来解释。如《素问·平人气象论》所论"乳之下其动应衣，宗气泄也"下，《新校正》曰："按全元起本无此十一字，《甲乙经》亦无，详上下文义，多此十一字，当去。"但今《黄帝内经太素》中却有此文字，只不过少一"也"字，多一"于"字。其位置在"欲知寸口太过与不及，太过之脉中手短者，曰头痛"句下。另外，还有一部分为王冰后误抄入正文，或为王冰之后有人将王冰暗引的全元起注误作正文。如《素问·奇病论》中将全元起注误作正文，一是"然后调之"，《新校正》云："按《甲乙经》及《太素》无此四字，按全元起注云：所谓不治者，其身九月而喑，身重不得为治，须十月满，生后复如常也，然后调之，则此四字本全元起注文，误书于此，当删去之。"此四字误作正文，应是王冰后误抄入正文。二是"喘息气逆，此有余也"之下，王冰注曰："是阳气太盛于外，阴气不足，故有余也。"《新校正》云："详此十五字，旧作文写，按《甲乙经》《太素》并无此文，再详乃是全元起注，后人误书于此，今作注书。"因此，不能根据误作正文的两条全元起注文，就认为王冰所据底本是全元起本。此外，段逸山教授也通过考证，认为王冰所见"世本"绝非全元起本一本，当另有别本。

（3）底本可能有运气七篇

据《新校正》的文义，运气七篇系王冰补入，但据王冰序及王冰注，林亿等人之说似有疑义，运气七篇可能王冰使用底本中已有，其主要依据是：①今《素问》运气七篇王冰注文中，有如下两处对校：一是《素问·五运行大论》里的"思胜恐"，王冰注曰："思，一作忧，非也。"二是《素问·气交变大论》所论"上应太白岁星"，王冰注曰："一经少此六字，缺文耳。"很明显，这两条注文是王冰取运气七篇的别本相校。王冰序中曰："第七一卷，师氏藏之。"若王冰得师氏所藏的第七卷有两种版本，似不太可能；再参照王冰序所言"今之奉行，唯八卷尔"，因此比较合理的解释，当为"张公秘本"中已有运气七篇大论的内容。②今《素问·六元正纪大论》篇名下有"刺法论第七十二""本病论第七十三"两篇题名，而据《新校正》提供的全元起本篇目，其中并无这两篇篇名，今《素问》这两篇下均有小字注曰"亡"，此注似出于王冰。如《素问·病能论》所论"所谓挟者……以四时度之也"之下，王冰注曰："凡言所谓者，皆释未了义。今此所谓，寻前后经文，悉不与此篇义相接，似今数句少成文义者，终是别释经文，世本既缺第七二篇，应彼缺经错简文也。"这段经文，说明王冰注《素问》时，此两篇也已经亡佚。又《新校正》曰："详此二篇，亡在王注之前……旧本此篇名在六元正纪篇后列之，为后人移于此。若以《尚书》亡篇之名皆在前篇之末，则旧本为得。"由此可见，《刺法论》与《本病论》原在《六元正纪大论》之后。若王冰没有文献依据，绝无可能知道有这两篇亡佚之文，而且还知道在《六元正纪大论》之后。此外，王冰序中明确指出"第七一卷，师氏藏之"，该卷若不标明为《素问》第七卷，恐王冰难以确认，故第七卷似应有《素问》第七卷的标志，王冰才能得以确定。由此可知，运气七篇纳入《素问》当非王冰所为，应在王冰之前就已纳入。且王冰还能取别本相校，因此除单行本外，极有可能"张公秘本"中亦有之。

（4）底本中存在的问题

王冰所依据的张公秘本，虽然经前人整理而较别本为佳，但也存在一些问题。如某些篇文义不相接。在《阴阳应象大论》《平人气象论》《血气形志篇》《刺热篇》《评热病论》《逆调论》《厥论》《腹中论》《病能论》《至真要大论》等篇的注文中，王冰均以理校的方式，提出了篇文存在的问题。如《素问·逆调论》所论"主卧与喘也"，王冰注曰："寻经所解之旨，不得卧而息无音，有得卧行而喘，有不得卧不能行而喘，此三义悉缺而未论，亦古之脱简也。"类似此等问题，诸本皆同，底本亦犹是，故无据可补，只得缺疑。但恐脱失已久，难以复原。又如，《素问·缪刺论》："刺中指爪甲上与肉交者，立闻。"王冰注曰："古经脱简，无络可寻之，恐是刺小指爪甲上与肉交者也。何以言之，下文云手少阴络会于耳中也。若小指之端，是谓少冲，手少阴之井，刺可入同身寸之一分，留一呼，若灸者可灸一壮。"因此，据王冰理校，可知其所据底本中存在的问题有脱漏、错简、误文、缺文和重文等情况。

2. 以全元起本为基础注《素问》

唐·杨上善的《黄帝内经太素》，是现存文献中最早注释《素问》的注本，是以全元起本为底本的。有学者认为，王冰的注本也是以全元起注本为基础的。如王冰《黄帝内经素问·序》曰："世本纰缪，篇目重叠，前后不伦，文义悬隔。"此所言"世本"，即全元起的注本。王兴伊据宋·林亿《新校正》按语，将王冰对全元起本所做分编、合并、补阙的内容，逐一进行了考证。

（1）分编

所谓"分编"，是指王冰从全元起本整篇经文中，另外取出一段文字，重新予以命名，形成独立篇章，共计有 5 篇。如：王冰将原全元起本第一卷的《宣明五气篇》分成两篇，前篇即《宣明五气篇》，后篇则重新命名为《血气形志篇》；王冰将原全元起本第二卷的《皮部论》分为两篇，前篇沿用原篇名，后篇则重新命名为《经络论》；王冰将全元起本第六卷《刺禁论》也分成两篇，前篇重新命名为《宝命全形论》，后篇名为《刺禁论》；王冰将全元起本第六卷的《刺齐论》分成三段，前段即《刺齐论》，中段则重新命名为《刺要论》，后段（王冰注本《骨空论》自"灸寒热之法"至篇末一百八十四字）迁移至全元起注本第二卷《骨空论》篇末，组成王冰注本《骨空论》；王冰将全元起本第九卷的《厥论》划分成四段，一段（王冰注本《厥论》从"太阴厥逆"至篇末一百九十六字）与全元起本第五卷的《厥论》合并，形成王冰注本第十二卷的《厥论》，一段重新命名为《气厥论》，另两段各二十一字，补至全元起本第九卷的《大奇论》中，形成王冰注本第十三卷的《大奇论》。

（2）合并

王冰将全元起本两篇经文合并为一篇，共计十四篇。其中，就合并的内容而言，可以分为全文合并、全文与部分合并、部分与部分合并三类。①全文合并者有两篇。其一，是将全元起本第一卷的《经合论》与第二卷《真邪论》文字完全相同的两篇，组成一篇《离合真邪论》。其二，是将全元起本第一卷、第六卷同名而文字内容不同的《四时刺逆从论》合并成一篇《四时刺逆从论》。②全文与部分合并，即将全元起本一篇全文与另一篇部分内容合并为一篇，共计有十篇。将全元起本《阴阳应象大论》全文，与《上古天真论》部分合并，篇名为《阴阳应象大论》；将全元起本《玉机真脏论》全文，与《太阴阳明表里论》部分合并，篇名为《玉机真脏论》；将全元起本《脏气法时论》全文，与《脉要篇》部分合并，名为《脏气法时论》；将全元起本《热论》全文，与《奇病论》部分合并，名为《热论》；将全元起本《刺疟论》全文，与《通评虚实论》部分合并，名为《刺疟篇》；将全元起本《痹论》全文，与《阴阳别论》部分合并，名为《痹论》；将全元起本的《厥论》全文，与《厥论》部分合并，名为《厥论》；将全元起本《大奇论》全文，与《厥论》部分合并，名为《大奇论》；将全元本《骨空论》全文，与《刺齐论》部分合并，名为《骨空论》；将全元起本《阴阳类论》全文，与《四时病类论》部分合并，名为《阴阳类论》。③部分与部分合并，即将全元起本两篇经文部分内容合并，重新组合成一篇，共计两篇。从全元起本《脉要篇》，迁移出一百四十六字经文，与《脏气法时论》合并，组成王冰注本的《脏气法时论》；将《脉要篇》剩余部分，与第五卷的《汤液醪醴论》中一段一百六十七字（王冰注本《脉要精微论》从"帝曰：诊得心脉而急"至"以其胜治之愈也"）合并，形成王冰注本第五卷的《脉要精微论》。又，王冰将全元起注本第八卷的《四时病类论》的后段三百三十五字（王冰注本《著至教论》篇首至"合之五行"），与全元起注本第八卷的《方盛衰论》前段七十五字（王冰注本《著至教论》从"雷公阳言不别"至篇末）合并，成为王冰注本第二十三卷的《著至教论》。

（3）补阙

王冰将《素问》别本内容，补入全元起本的经文中，共计有五篇。一是在全元起本第三卷的《六节藏象论》中，据别本补入了七百一十八字一段经文（王冰注本《六节藏象论》中，从"岐伯对曰昭乎哉问也"至"可得闻乎"），组成王冰注本第三卷的《六节藏象论》。二是在全元起本第五卷的《疟论》中，据别本补入了一段八十八字经文（王冰注本《疟论》从"此邪气客于头项循膂而下者也"至"则病作故"），组成王冰注本第十卷的《疟论》。三是在全元起本第六卷的《刺腰痛篇》中，据别本补入了九十九字一段经文（王冰注本《刺腰痛篇》中，从"腰痛上寒"至"刺足少阴"），组成王冰注本第十一卷的《刺腰痛篇》。四是《平人气象论》所论"乳之下其动应衣宗气泄也"句下，《新校正》云："按全元起本无此十一字。"可见此 11 字乃王冰补入。五是《腹中论》所论"帝曰：人有身体髀股𬭚皆肿，环齐而痛，是为何病？岐伯曰：病名伏梁"句下，《新校正》云："详此并无注解。"可见此二十五字乃王冰补入。

以上从分编、合并、补阙三方面，说明王冰对《素问》的调整、补充与组合。如此整理后，《素问》不但在篇序、内容上更趋系统化，在句段上也趋于条理化。

3. 注《素问》中的校勘

在王冰注文中，有诸多据别本所做的校文，近三十条。凡此校勘之内容，张灿玾教授将其分为大致两种情况：

（1）对异文的校勘

例如，《素问·诊要经终论》："中肾者七日死。"王冰注曰："一云十日死。字之误也。"又，"中肺者五日死。"王冰注曰："一云三日死，亦字误也。"《素问·刺腰痛论》："衡络之脉。"王冰注曰："一经作衡绝，传写鱼鲁之误也。"《长刺节论》："刺两髂髎。"王冰注曰："髎，一为髀，字形相近之误也。"凡此类校例异文，王冰特别提出"字形相近"之说，用以说明致误的原因。又如，《素问·厥论》："阴缩肿，胻内热。"王冰注曰："胻内热，一本云胻外热，传写行书内外误也。"《素问·刺腰痛论》："刺厥阴之脉。"王冰注曰："厥阴，一经作居阴，是传写草书厥字为居也。"这两条校例异文，说明当时所存诸传抄本，多以行书或草体书写，其字形也多相近者，故可致误。

再如，《素问·针解篇》："深浅在志者。"王冰注曰："志，一为意，志意皆行针之用也。"凡此类异文，则属文异义同者。另，《素问·脏气法时论》："（脾病）下晡静。"王冰注曰："一本或云日中持者，谬也。"《素问·宣明五气篇》："并于脾则畏。"王冰注曰："一经云饥也。"《素问·骨空论》："立而暑解。"王冰注曰："一经云起而引解。言膝痛起立，痛引膝骨解之中也。暑、引二字其义则异，起、立长字其意颇同。"这三条校例异文，其致异之因，则很难用近人传抄笔误所能解释，应属不同传本系统中的异文。这也说明在唐代诸传本中，其祖本渊源不同，体现出版本的不同系统。

（2）对篇次部居之校勘

篇次部居的校勘，即篇文所在不同篇次部属的校勘。如《素问·通评虚实论》："帝曰：形度、骨度、脉度、筋度，何以知其度也。"王冰注曰："形度具《三备经》，筋度、脉度、骨度，并具在《灵枢经》中，此问亦合在彼经篇首，错简也。一经以此问为'逆从论'首，非也。"详细分析本条校文，足以说明，这不是近人抄录随意移改，而是古传本中不同系统版本。仅此一例，虽然难以看出其他篇文的情况，但结合以上异文校例，足可证明，王冰所见诸本，并非一种版本系统。

4. 注《素问》引用的文献

王冰在编次和注释《素问》时，除用《素问》不同篇章经文互引注释外，还通过"精勤博访"，引用医家、道家、儒家经典和文史书籍等40余种古代文献。引用的医学文献主要有：《素问训解》《甲乙经》《正理伤寒论》《正理论》《正理观化药集商较服饵》《九卷》《针经》《灵枢经》《本草》《本草经》《八素经》《八十一难经》《三备经》；针灸方面的著作有：《中诰》《明堂孔穴针灸治要》《内经明堂》；以及道家和其他方面的著作：《真诰》《阴阳书》《阴阳法》《抱朴子》《白虎通》《遁甲经》《太上立言》《筭书》《律书》《律历志》《历忌》《庄子》《庚桑楚》《老子》《道经义》《广成子》《尔雅》《山海经》《左传》《尚书》《易经》《易传》《易义》《礼记》(《曲礼》《乐礼》《月令》等)《礼义》等。这些引用文献中，如《老子》《易经》《尚书》《尔雅》等，是我们熟知的，但有些文献早已亡佚；有些则是研究古代文献难以得见的珍贵资料，比如其所引注的《灵枢经》，是研究古本《灵枢经》的可靠依据。

（二）编次注释《素问》的方法和特点

1. 编次《素问》的原则

王冰历时十二载，勤求博访，刻苦钻研，对传统的《素问》传抄八卷本，进行重新分卷和编排，并加以详细注解，完成了一部包括 24 卷 81 篇的巨著，对中医学理论的发展，文献的保存等方面起了重大作用。现将王冰编次注释《素问》的原则进行总结。

（1）迁移补缺

这是王冰确立的第一个原则。古《素问》本在历代传抄过程中，由于竹简错序和脱落，而使不少篇章的经文不连贯。因而，王冰在自序中提出，对于"简脱文断，义不相接"的地方，"搜求经论所有，迁移以补其处"。其将经文中明显的竹简脱落，义理差缪之处，按其医理和意义，加以迁移调整，以使相近之内容归成系统，前后之文体、义理得以衔接。对此，我们可从林亿注或王冰自注之中得知详情。如《素问·热论》："凡病伤寒而成温者，先夏至日者为病温，后夏至日者为病暑，暑当与汗皆出，勿止。"而据《新校正》，此节"全元起本在《奇病论》中"。此节明云温病，却混入《素问·奇病论》之中，当然为错简之文。王冰将其移至《素问·热论》，使有关温病之论述合集成篇，甚为得当。又如，《素问·六节藏象论》在论述五行之气"至"与"不至"的病机之中，混入了"不分邪僻内生，工不能禁"十字。王冰注曰："以上十字，文义不伦，应古人错简。"并明确指出了此十字应安放的恰当位置，经王冰之迁移调整，使两处之文义通畅。遗憾的是，王冰当时曾"朱书之"的错简之文，由于历代的传抄，朱墨已经混淆，无法见其迁移补缺的全貌，但从王冰之注释中仍可窥其迁补的痕迹。

（2）加字昭义

王冰在《黄帝内经素问·序》中说到，对于《素问》中"篇目坠缺，指事不明"的地方，"量其意趣，加字以昭其义"。比如《素问·刺热论》："其热病内连肾，少阳之脉色也。"《新校正》则指出："旧本无少阳之脉色也六字。"此处"乃王氏所添"。加此六字，前言病机，后言脉象，使前后连贯，医理更加明确了。又如，《素问·阴阳应象大论》曰："阳之汗，以天地之雨名之；阳之气，以天地之疾风名之。"在此用天地之雨比喻阳气逼迫津液外泄而引起的汗出现象，用天地之疾风比喻阳气易发散的特征。但旧经文却脱落后句"名之"二字，可见为传抄之误。王冰注曰："旧经无名之二字，寻前类例，故加之。"根据前文的体例进行了补充，且由于加上"名之"二字，使得文义通畅，前后连贯。

（3）分篇冠目

王冰在《黄帝内经素问·序》中指出，对于《素问》中"篇目坑并，义不相涉，阙漏名目"之处，则"区分事类，别目以冠篇首"。依此原则，王冰对许多篇章进行重新分类冠目。如在《著至教论》的篇目下，《新校正》云："按全元起本在《四时病类论》篇末。"此篇主要讲述学医的方法和学医的道理，而全元起本的《四时病类》，依林亿注即为《阴阳类论》的后半篇，主要论述四季阴阳病证的死期，与此篇之内容不相关涉。王冰将《著至教论》单列成篇，确实突出了各自所分述的内容。再如，在《阴阳类论》中，《新校正》云："按全元起本，自雷公以下别为一篇，名《四时病类》。"考《阴阳类论》之前篇，论述了三阴三阳的含义和功能、脉象、病证，而《四时病类》补充论述了四季阴阳病证的死期，两篇内容是相互连贯的，故王冰合为一篇。

（4）削繁存要

王冰在《黄帝内经素问·序》中指出，对于那些"错简碎文，前后重叠"的地方，"详其指趣，削去繁杂，以存其要"。删削重复，而又使文义相接，对此王冰做了大量的工作。比如，《素问·离合真邪论》篇目下，《新校正》云："按全元起本在第一卷，名《经合》，第二卷重出，名《真邪》。"又如，《素问·脏气法时论》篇目下，《新校正》云："按全元起本在第一卷，又于第六卷《脉要篇》末重出。"凡这些重出之处，王冰皆删削之，而使重点突出，繁冗尽汰。

2. 注《素问》的释义方式

所谓释义方式，就是用语言解释语言的方式。段逸山教授按照训释部分与被训释部分的关系，把王冰的释义方式，分为对释、定义、否定、比较、描述等几类。

（1）对释式

是一种用同义近义词语加以训释的方式，即训释词语与被训释词语属于同义近义关系，而根据训释词词目的多少，又可分为用一个训释词、用两个训释词。

①使用一个训释词。其中又分为以下五种情况：

其一，被训释词与训释词皆为单音词的。如《素问·生气通天论》里的"湿热不攘"，王冰注文："攘，除也。"《素问·五运行大论》里的"其性为暄"，王冰注文："暄，温也。"

其二，被训释词是单音词，训释词为多音词，这也属于连文训释，即训释的多音词包含被训释的单音词，或者称作增字训释，在被训释词的后面或者前边另增一同义词，构成同义复合词，以用作训释词。如《素问·移精变气论》里的"余闻古之治病，惟其移精变气，可祝由而已"，王冰注文："移谓移易，变谓变改。"《素问·脉要精微论》里的"其软而散者，当消环自已"，王冰注文："消谓消散，环谓环周。"这属于被训释词的后面增加一词。又如《素问·上古天真论》里的"形体不敝"，王冰注文："敝，疲敝也。"《素问·六微旨大论》里的"故器者生化之宇"，王冰注文："宇，谓屋宇也。"

其三，非连文训释，就是训释的多音词，不包含被训释的单音词。如《素问·疟论》里的"夫病温疟与寒疟而皆安舍"，王冰注文："舍，居止也。"《素问·气交变大论》里的"有泽有燥"，王冰注文："燥，干枯也。"

其四，被训释词是多音词，训释词为单音词。如《素问·三部九候论》

里的"其应，疾中手浑浑然者病，中手徐徐然者病"，王冰注文："浑浑，乱也；徐徐，缓也。"《素问·六元正纪大论》里的"民病寒热"，王冰注文："寒热，疟也。"

其五，被训释词与训释词皆为多音词。如《素问·灵兰秘典论》里的"消者瞿瞿"，王冰注文："瞿瞿，勤勤也。"《素问·八正神明论》里的"慧然独悟"，王冰注文："慧然，谓清爽也。"

②使用两个训释词。其中又分为以下三种情况。

其一，使用两个同义词并列予以训释。如《素问·四气调神大论》里的"夏三月，此谓蕃秀"，王冰注文："蕃，茂也、盛也；秀，华也、美也。"《素问·三部九候论》里的"所谓后者，应不俱也"，王冰注文："俱，犹同也、一也。"

其二，使用递训方法予以训释。如《素问·奇病论》里的"人有重身"，王冰注文："重身，谓身中有身，则怀妊也。"《素问·汤液醪醴论》里的"此四极急而动中"，王冰注文："四极言四末，则四肢也。"《素问·血气形志》里的"治之以针石"，王冰注文："石谓石针，则砭石也。"这种训释方法，是以前一个训释作为桥梁，过渡到后一个。

其三，从两个角度予以训释。如《素问·五常政大论》里的"其令条舒"，王冰注文曰："条，直也，理也。""条"有端直、条理义，《文赋》曰："洞条畅而罕节兮。"李善注："条畅，条直通畅也。"以连文"条直"而训，也就是说"条"有直的意思。《尚书·盘庚上》："若网在纲，有条而不紊。"孔氏传："下之顺上，当如网之在纲，各有条理而不乱也。"以连文"条理"训，所以"条"有理义。所以《素问·五常政大论》中"其令条舒"，指的是春月为生发之纪，为木之政令，如木之条直而有条理。因为王冰以"条，直也"训释又觉得不足，所以补之以"条，理也"。

③连用三个训释词。如《素问·五常政大论》里的"苍气达"，王冰注

文："达，通也，出也，行也。"

（2）定义式

定义式，即通常所说的下定义的方式，亦被称作"界说"和"义界"。对于词的定界说，实际上就是标明逻辑学上所说的"种＝类＋种差"，"种"即被训释词，是别名，用以表示下位概念，也称为下位词；"类"和"种差"属训释部分，"类"为大名，也叫共名，用以表示上位概念，成为上位词；"种差"指在同一类下某一个种不同于其他种的属性。

①王冰在注《素问》时，运用定义式注释也较普遍。如《素问·痹论》里的"尻以代踵"，注文："踵，足跟也。"《素问·脉解》里的"太阳所谓肿腰脽痛者"，注文："脽，臀肉也。"《素问·疟论》里的"无刺熇熇之热"，注文："熇熇，盛热也。"《素问·气交变大论》里的"谵妄心痛"，注文："谵，乱语也。"在这几条注释中，"踵""脽""熇熇""谵"是被训释词，属于种。"跟""肉""热""语"是类，"足""臀""盛""乱"是种差，这类定义式的释义，训释词为偏正词组，中心词由作为类的词语充当，定语或状语由表示种差的词语担任。

②王冰注《素问》还有定义式的变式，即"X之类""X之属"的用法。如《素问·四气调神大论》里的"云雾不精，则上应白露不下"，注文："雾者，云之类；露者，雨之类。"《素问·汤液醪醴论》里的"为五谷汤液及醪醴"，注文："醪醴，谓酒之属也。""X之类（属）"，即为"X的一种"或"一种X"。如训释中"云之类"为云的一种或一种云。"雾""露""醪醴"是种，"云""雨""酒"是类，"一种"是种差。

③王冰在《黄帝内经素问》注中，还有不出现"之类""之属"，而仅以类名训释的用法。如《素问·汤液醪醴论》里的"津液充郭"，注文："津液者，水也。"《素问·阴阳应象大论》里的"按尺寸，观浮沉滑涩"，注文："浮沉滑涩，皆脉象也。"此也可看作定义式的变式。"水也"，即"水之类

（属）也"。"皆脉象也"，即"皆脉象之类（属）也"。

（3）否定式

否定式，是用反义词加否定语来做训释的方式，即"由反而知正"。如王力在《理想的字典》中说道："由反知正就是用否定语做解释。此类以形容词为多。有些形容词，若用转注法，往往苦无适当的同义词；若用描写法，又很难于措辞。恰巧有意义相反的一个字，就拿来加上一个否定词，作为注解，既省事，又明白。"这里的转注，即上文提到的对释，描写的是下文将要论及的描述，并举例《说文》"假，非真也""旱，不雨也"等，皆属此类。王冰在训释中也使用了此法。如《素问·玉机真脏论》里的"忽忽眩冒而颠疾"，注文："忽忽，不爽也。"《素问·奇病论》里的"九月而喑"，注文："喑，谓不得言语也。"《素问·四时刺逆从论》里的"反之，则生乱气相淫病焉"，注文："淫，不次也。"《素问·五运行大论》里的"其变动"，注文："动，反静也。"

（4）比较式

比较式，是指对于意义相近似的同类被训释词，采用结构相似、用词相近的训释语并列解释；通过比较的方式，以明词义之间的大同小异或同中之异。

①对《素问·金匮真言论》所云"故冬不按跷，春不鼽衄"中的"鼽衄"，注曰："鼽谓鼻中水出，衄谓鼻中血出。"以"鼻中水出"和"鼻中血出"这两组结构相似、用语相近的训释语并列，解释意义相近似的同类被训释词"鼽"和"衄"，这种比较，表明"鼽"和"衄"同为鼻中所出之物，不同在于一是出水，一是出血。

②对《素问·腹中论》所云"夫热中消中者，皆富贵人也"中的"热中""消中"，王冰注曰："多饮数溲，谓之热中；多食数溲，谓之消中。"热中与消中的相同处为数溲，不同点在于一为多饮，一为多食。同篇对"石

药发癫，芳草发狂"中的"癫"和"狂"，王冰注曰："多喜曰癫，多怒曰狂。""癫"和"狂"同属情志过极的表现，其区别在于一为喜过极，一为怒过极。

③对《素问·五常政大论》所云"其病癃闭"，王冰注曰："癃，小便不通；闭，大便干涩不利也。""癃"和"闭"都属于排泄不畅之证，但有小便不畅和大便不畅的区别。

④除对两词进行对照比较训释外，在对一词的说解中，也可采用比较式，也就是将与该词相关的词一并进行训释。如对《素问·至真要大论》所云"以甘缓之，以辛散之"，引用《素问·脏气法时论》所云"肝苦急，急食甘以缓之""肝欲散，急食辛以散之"进行训释时，王冰注曰"食亦音饲。己曰食，他曰饲"。此条对《素问·脏气法时论》"食甘""食辛"之"食"，先注其读音为饲，接着以"己曰食，他曰饲"这一比较式的训释，说明二者在意义上的区别，即己食曰食，他食曰饲。

（5）描述式

描述式，是对词所表示的事物，加以描写或说明的注释方式，多用以描述实物和情状。

①王冰的描述，一般比较简短。如《素问·诊要经终论》里的"太阳之脉，其终也，戴眼"，注文："戴眼，眼睛不转而仰视也。"再如《素问·六元正纪大论》里的"山泽埃昏"，注文："埃，白气，似云而薄也。"

②王冰注的描述，也有较为详尽的。如《素问·六元正纪大论》里的"寒雾结为霜雪"，注文："寒雾，白气也，其状如雾而不流行，坠地如霜雪，得日晞也。"王冰在此注文中，从空中、坠地、遇阳光三个方面，描述寒雾的情状。再如《素问·著至教论》里的"黄帝坐明堂"，注文："明堂，布政之宫也，八窗四闼，上圆下方，在国之南，故称明堂。"王冰在此注文中，从性质、结构、形状、方位等方面，对"明堂"做了比较全面的描述。

3. 注《素问》的训诂用语

王冰所注《素问》，一直被后人视为重要的训诂文献之一，更是后来学医者研读《素问》不可或缺的参考。王冰注释《素问》中训诂术语的运用情况，主要分为以下三类：

（1）释义术语

① "某，某也；某者，某也"，用来表示同义词之间的互训。如《素问·上古天真论》："故能寿敝天地，无有终时。"王冰注曰："敝，尽也。"《素问·生气通天论》："高梁之变，足生大丁，受如持虚。"王冰注曰："高，膏也。梁，粱也。"

② "曰，为，谓之"，一般用来区分同义词或近义词之间的细微差别，被释词总是放在后面。如《素问·腹中论》："石药发瘨，芳草发狂。"王冰注曰："多喜曰瘨。多怒曰狂。"再如，《素问·六节藏象论》："三而三之，合则为九，九分为九野，九野为九藏。"王冰注曰："《尔雅》曰：邑外为郊，郊外为甸，甸外为牧，牧外为林，林外为坰，坰外为野。"《素问·异法方宜论》："其治宜灸焫。"王冰注曰："火艾烧灼，谓之灸焫。"

③ "谓"，一般用在以具体释抽象或一般释特殊的情况。如《素问·腹中论》："灸之则喑，石之则狂。"王冰注曰："石，谓以石针开破之。"再如，《素问·五常政大论》："其变振拉摧拔。"王冰注曰："振，谓振怒。拉，谓中折。摧，谓仆落。拔，谓出本。"此外，"谓"与"谓之"不同，使用"谓之"时，被释词放在"谓之"的后面；使用"谓"时，被释词放在"谓"的前面。

④ "貌，状"，一般用在动词或形容词后面，被释词往往是表示某种性质或某种状态的形容词，都可译作"……的样子"。如《素问·风论》："风者善行而数变，腠理开则洒然寒，闭则热而闷。"王冰注曰："洒然，寒貌。闷，不爽貌。"《素问·刺疟》："先寒后热，熇熇暍暍然。"王冰注曰："熇

熇，甚热状。"从二者的使用频率上看，"貌"多见而"状"较少见。

⑤"犹"，格式为"甲犹乙也"。释者与被释者，往往是同义词或近义词的关系。如《素问·生气通天论》："平旦人气生，日中而阳气隆。"王冰注曰："隆，犹高也，盛也。"《素问·疟论》："此荣气之所舍也。"王冰注曰："舍，犹居也。"

⑥"言"，一般用于解释词义、句意或总结段意。如解释词义。《素问·脉要精微论》："浑浑革至如涌泉，病进而色弊，绵绵其去如弦绝，死。"王冰注曰："浑浑，言脉气浊乱也……绵绵，言微微似有，而不甚应手也。"再如，解释句意。《素问·四气调神大论》："去寒就温，无泄皮肤。"王冰注曰："去寒就温，言居深室也。《灵枢经》曰：冬日在骨，蛰虫周密，君子居室。"最后总结段意，如《素问·汤液醪醴论》："岐伯曰：当今之世，必齐毒药攻其中，镵石针艾治其外也。"王冰注曰："言法殊于往古也。"

（2）改字术语

王冰常使用的改字术语是"读为"，是指用本字本义来说明假借字。《说文解字注》"读"下，段玉裁注云："易其字以释其义曰读，凡言读为、读曰、当为皆是也。"具体如，《素问·阴阳应象大论》："气虚宜掣引之。"王冰注曰："掣读为导，导引则气行条畅。"再如，《素问·骨空论》："折使揄臂齐肘正。"王冰注曰："揄读为摇，摇谓摇动也。"

（3）校字的术语

王冰常用的校字术语，有"当作；当为；或作；或为；一为"。

①"当为；当作"，二词用来正误，表示校勘的文字确属声误或者字误。如《说文》"祇"下段氏注云："古人云当为者，皆是改其形误之字。"在《周礼汉读考》中又云："当为，定为字之误、声之误而改其字也。形近而讹，谓为字之误；声近而讹，谓为声之误。字误声误而正之，皆谓之当为。"如《素问·玉机真脏论》："帝曰：春脉太过与不及，其病皆何如？岐

伯曰：太过则令人善忘，忽忽眩冒而巅疾；其不及则令人胸痛引背，下则两肸满。"王冰注曰："忘当为怒，字之误也。《灵枢经》曰：肝气实则怒。"另如，《素问·腹中论》："岐伯曰：此下则因阴，必下脓血，上则迫胃脘，生鬲。"王冰注曰："生当为出，传文误也。"《素问·征四失论》："窈窈冥冥，熟知其道？"王冰注曰："今详熟当作孰。"

②"或作；或为；一为"，用来表示校勘的文字在他书或别本中存在异文，有些可根据文理或医理做出是非判断或取舍。如《素问·经脉别论》："一阴至，厥阴之治也。"王冰注曰："一或作二，误也。"再如，《素问·厥论》："巨阳之厥，则肿首头重。"王冰注曰："肿，或作踵，非。"《素问·刺热》："其热病内连肾，少阳之脉色也。"王冰注曰："病或为气，恐字误也。"《素问·厥论》："阳明之厥，则癫疾欲走呼。"王冰注曰："癫一为巅，非。"

4. 运用语法分析注《素问》

我国传统语言学，对字词和语音的研究，发轫于先秦，盛于两汉。而语法分析系统起步较晚，始于清光绪末年马建忠的《马氏文通》。但清以前传统语言学中，也涉及语法内容。从《毛诗故训传》开始，许多注家在为古书作训诂时，把对语法的理解和对句子的语法分析，贯穿于训诂中，而王冰就是把语法分析广泛运用于注释中的最有成就的学者之一。王兴伊对王冰注的语法成就，有如下分析和总结。

（1）名词活用作动词

王冰已清楚认识到，《素问》中有些名词与一般意义的名词词性不一致，它表明的是行为或动作，具有动词性质，按现代汉语说法就是名词动用。王冰当然不可能将这些名词动用的例子归总起来，上升到系统的语法理论高度，也不可能使用"名词活用作动词"这一类现代语法术语，但在其注释实践中已将其对名词动用的理解贯穿其中。如《素问·腹中论》："灸之则喑，石之则狂。"王冰注曰："石，谓以石针开破之。"由此可见王冰是以"以石针开破"来解释"石"的字义，使一般名词性的"石"具有了动词性质，王冰特意注释以表明属名词动用。再如，《素问·四气调神大论》："冬三月，此谓闭藏，水冰地坼。"王冰注曰："立冬之节，初五日水始冰，次五日地始冻。"此注为王冰暗引《礼记·月令》，但《月令》中并无"始"字，可知"始"字乃王冰所加。"始"字，按现代语言学分析属时间副词，而副词一般是用来修饰动词的。王冰在其训诂中尽管没能说出这一点，但却实践了这一点，以此表明"冰"字属名词动用。另外，《素问·异法方宜论》："其民不衣而褐荐。"王冰注曰："不衣丝绵，故曰不衣。"王冰为了阐明此"衣"的词性与一般名词性"衣"不同，特在注中加上宾语，以表示此"衣"属于名词动用。还有《素问·四气调神大论》："云雾不精，则上应白露不下。"王冰注曰："故云雾不化精微之气，上应于天而为白露不下之咎矣。"王冰注以"化精微之气"来解释"精"。而"化精微之气"属动词短语，其句法功能与动词相同。由此可见，王冰已清楚认识到，这里的"精"与一般名词性的"精"不同，属名词动用，因此王冰在注释中予以揭示。此外，对本篇中"去寒就温，无泄皮肤"，王冰注曰："无泄皮肤，谓勿汗也。""泄皮肤"本属于动词性质，王冰用常作名词的"汗"字，用作动词进行解释。

（2）名词用作状语

《素问·至真要大论》："少腹生寒，下为鹜溏。"王冰注曰："鹜，鸭也。言如鸭之后也。""鹜"即鸭子，"溏"是稀便，像鸭子一样拉稀屎称为"鹜溏"。"鹜"是名词，"溏"是动词，以"鹜"修饰"溏"，在语法上称名词活用作状语，用来比喻行为之状态。"鹜溏"一词，通过王冰注为"鸭之后"，明确将"鹜"字在此句中具有的名词活用作状语的语法特点揭示出来，精确形象地解释了它的词性和语法结构。

（3）使动用法

《素问·经脉别论》："肺朝百脉。"王冰注曰："肺为华盖，位复居高，治节由之，故受百脉之朝会也。"按一般的含义来理解，"肺朝百脉"就是"肺能朝会百脉"。但此处这样的理解，不能正确表达肺的功能。王冰此处之注，揭示出肺"受百脉之朝会"之义。"朝会"这个动作行为，并非主语"肺"的行为，而是宾语"百脉"的动作，以"受百脉之朝会"阐明了"朝"的使动用法，可见王冰已认识理解了使动用法，并体现在他的注释之中。

（4）阐释虚词

对《素问·生气通天论》所论"若春无秋，若冬无夏"中的"若"字，王冰注曰："若，如也。"但"若"这个虚词，在古籍中通常作介词"像"，以及假设连词"如果"。王冰注特意表明此"若"非假设连词"如果"而是"像"的含义。再如，《素问·阴阳应象大论》所论"壮火之气衰，少火之气壮"中的"之"字，王冰注曰："火之壮者，壮已必衰；火之少者，少已则壮。"通常，人们常从结构助词或动词意义去解释，且争论不休，现代也有人从动词意义去理解。其实王冰对此早已阐明：壮火之后必气衰，少火之后则气壮，对"之"意的理解，以"必""则"来释"之"，"必""则"同义，是顺承连词"就"之义，从而揭示了"之"是顺承连词"就"的意思。

再如，《素问·评热病论》："人所以汗出者，皆生于谷，谷生于精。"王冰注曰："言谷气化为精，精气胜乃为汗。""于"字是古汉语中典型的介词，可根据上下文译为"从""在""向"等。"皆生于谷"的"于"，就是一个典型的介词，可译为"从"，这是一个常训。所以，王冰未释此句。而下句"谷生于精"，若将"于"译为"从"，就会译成"五谷是从精气中产生的"，于医理不通，王冰注曰："言谷气化为精，"以"化"释"生"，把"精"释为"化"的宾语，就等于告诉人们，原文实际是"谷生精"之意，"于"字不过是句中语气助词，没有意义。

另《素问·玉机真藏论》："端直以长，故曰弦。"王冰注曰："言端直而长，状如弦也。"王冰以"端直而长"释"端直以长"，比较可见王冰以"而"释"以"，表明"以"并不是介词"把""根据"等意，而是连词，表示并列。《素问·脉要精微论》："言而微，终日乃复言者，此夺气也。"王冰注曰："若言音微细，声断不续，甚夺其气，乃如是也。"文中"言而微中"的"而"字，容易使人错误地认为是并列连词"而且"，经王冰揭示"而"乃"若"意，即属于假设连词"如果"，这样就文通意顺了。

（5）分析短语

如《素问·平人气象论》："春胃微弦曰平。"王冰注曰："言微似弦，不谓微而弦也。"王冰对"微弦"这一短语做了深入分析，其未按一般意义去解释，而是首先肯定了这是一种偏正关系，以"微"修饰"弦"，即"微似弦"。接下来否定人们一般的见解，把它作为并列结构"微而弦"，由此可见王冰是深入研究了这个短语结构，提出了自己的观点。

（6）句法分析

王冰在分析句法结构时，也有自己的见解和观点。如《素问·生气通天论》："虽有大风苛毒，弗之能害。"王冰注曰："大风苛毒，弗能害之。"王冰在分析"弗之能害"的句法时，能理解这个宾语"之"应在谓语"害"之后，因此他注释为："弗能害之。"尽管不能像现代语言学家一样指出这是宾语前置，但在注释中可以看出他的理解正是如此，并且明确地揭示出来，可见其句法分析之高明。再如，《素问·六微旨大论》："四者之有，而贵常守。"王冰注曰："四者，谓出入升降也，有出入升降，则为常守。"对"四者之有"，王冰解释为"有出入升降"。"有出入升降"，即为"有四者"。由此可见，王冰已看出"四者之有"为宾语前置，解释时应该以"有四者"来解释。另外，《素问·六节藏象论》："天食人以五气，地食人以五味。"王冰注曰"天以五气食人者"，"地以五味食人者"，表明他已认识到述补关系，在翻译时应按状语谓语关系来翻译，由此揭示了此句的句法结构。

由此可以看出，王冰已广泛深入地研究了经文中词类的活用、虚词的用法、短语的结构、句子的特殊语序等。其在训诂注释的实践中，以自己的见解，指示了词或句子的语法特点。在众多中医注家中，他是在语法分析方面最有成就的学者之一，对正确理解《素问》做出了有益的贡献。

5. 注释《素问》的特点

王冰为注释《素问》"精勤博访"，下了很大的功夫，全书注语近四千五百条之巨，引证古文献有四十种之多，引用古文献作为注疏书证有五百三十六条，现对王冰近四千五百条注释特点进行总结。

（1）全面系统化注释《素问》

全元起虽然是注释《素问》的第一人，但他仅就其中的六十八篇作注，而王冰除亡佚的两篇之外，对《素问》加以全面注释，并且对运气七篇做了详尽的解释，使运气学说这一深奥理论得以传承。

此外，王冰所注《素问》还具有系统化的特征。对于经典的注释，王冰通过迁移错简、内部整序，剔除衍文、凝练冗赘，发现脱简、增补经义，改正误文、自足统一，分章合节、理清层次，内部求证、融会贯通，在总框架之下，以不同角度切入分出子系统，如阴阳学说、五行学说、藏象学说、经络学说等各具特色。

（2）广引文献以经释经

王冰深知《素问》经文义理深奥，且文字表述方式有较强的时代特征，是古人的文字表述方式。因此，在注释的时候，常常以古代文献作为其注释的书证，使其所注的内容更加清晰明白，使人读之确信无疑。

①引证文史经书注释《素问》内容。王冰注释《素问》所征引的文史书目有近三十种。其中，由于王冰"弱龄慕道"，受道家思想的影响颇深，其注《素问》也反映了这一特点。如在篇数上，将《素问》列为八十一篇，以应《道德经》之数；在篇目次序上，将可以发挥道家思想的《上古天真论》列为篇首，并在《素问》前五篇着重突出了道家保精、调神、养气、顺应四时阴阳的基本思路，反映了《素问》"不治已病治未病"，防病于未然，防重于治的重要观点；在编次和注释《素问》的书目上，大量引用了道家的论著，引用《老子》17条、《庄子》1条、《广成子》1条、《庚桑楚》5条还有河上公1条及《真诰》等著作，以解释《素问》的具体内容。

②征引医学典籍注释。王冰注释《素问》反复引用大量相关的医学文献，对原文进行注释。这是王冰编次和注释《素问》的又一特征。王冰所引用的医学文献，有《灵枢经》《甲乙经》《九针》《脉法》《本草经》《八十一难》《内经明堂》《正理观化药集商较服饵》等约十部。其中引用《灵枢经》作注语，有一百零三条（处），除重出十一条外，实出有九十二条（处），而且有八十六条为今本《灵枢经》所见。

③《素问》不同篇章经文互引。由于王冰对《素问》各篇内容十分熟悉并融会贯通，因而在注释相关内容时，《素问》相关篇章经文能信手拈来，以彼篇之文解释并征引此篇。这不但是王冰注释《素问》的又一大特点，同时也是王冰对《素问》全部内容了如指掌的真实体现。如其注释《素问·痹论》所论"饮食居处，为其病本"时，引用《阴阳应象大论》所曰"水谷之寒热，感则害六腑"，以佐证对此句的解释。

（3）校勘训诂方法多样

王冰编次和注释《素问》，把握了"注疏"二字，且方法多样。正如清·阮元在校十三经《重刻宋版注疏总目录·记》中曰："读书，当从经学始；经学，当从注疏始。"王冰主要使用的方法如下：一是校勘。包括误文之校、重文之校、脱文脱字之校、错简之校。二是释文。解释词义是王冰运用较多的训诂方法。其注解的方法有形训、有声训、有义训。三是析句。王冰在注释《素问》的绝大部分条目时，均以析解句义为主要方法。此种方法为后世多数《素问》注家所采用，最大的优点就是让读者对该句原文有一个整体认识，将其中的关键字词放在整个句子之中去认识，不至于解释字词而割裂原文精神。此外，由于汉字在不同的语言环境之中其音义时有区别，王冰还运用了注音的方法，注音时虽运用了反切、声调等方法，但多数用同音字标音。

（4）用医理释经义

《素问》是中医理论的奠基之作，其全部内容都是围绕医学理论的核心进行论述的。因此，王冰在注释《素问》时，常以医理为据对原文进行训解并深刻的分析。如《素问·阴阳别论》里的"三阳在头"，王冰注曰："头，谓人迎。"王冰解头为颈之人迎是有依据的。如《左传·襄公十八年传》杜注："头，颈也。"是说三阳经的虚实，可察颈部的人迎脉。又如《素问·诊要经终论》之"戴眼"，王冰注曰："谓睛不转而仰视也。"再如《素问·五脏生成论》之"赤脉之至也，喘而坚"，王冰注曰："喘，谓脉至如卒喘状也。""喘"是形容脉象数急而躁动态势，如果没有相当熟练的临床诊断知识，是不可能进行如此准确注释的，只有像王冰这样有丰富临床经验的学者，才可能以医理释文理。再如《素问·阴阳类论》之"专阴则死"，王冰注曰："专，独也。言其独有阴气而无阳气，则死。"《素问·解精微论》之"五脏之专精"，王冰注曰："专，任也。言五脏精气，任心之所使以为神明之府，是故能焉。"同一"专"字，王冰根据其不同的语境，因文定义，运用相应的医学道理，做出恰如其分的注解，使医理昭然。

（5）构建中医理论体系框架

王冰以养生、阴阳、脉象、诊法、病能、经络、治法为序，重新编排。把《素问·上古天真论》列为第一篇，《素问·四气调神大论》次之，这样突出了养生防病的思想，强调了"天人合一"的基本观点。现在的中医基础理论教材和中医院校的《内经讲义》，基本遵循这一体例分章节论述或选编，可以说是王冰奠定了中医理论体系结构的基本框架，反映了中医学的特色。

6. 王冰注《素问》的意义

王冰编次和注释《素问》的成绩是突出的。江丹对其注释的意义和贡献总结为以下几个方面：①王冰的次注和整理，使《素问》医理畅达，文字通顺，内容连贯，自成体系；②王冰注释，纠正了经文中大量的谬误，在当时尊经崇古风气盛行的情况下，非常具有进步意义；③将经文重新分类编辑为二十四卷，八十一篇，又按其相关内容分篇分卷，使各个部分内容清晰完整，而又保持相互之间的连贯性；④王冰《素问》注中提及的大量古籍，对目前辑佚工作很有价值；⑤王冰注释中的某些独有创见之处，很受后世医家重视，对医学理论的发展起了重要的作用，如其对"寒热水火""正治逆治"理论的阐述，就为后世易水学派诸家在肾命水火问题上的发挥奠定了基础；⑥王冰在编纂《素问》过程中，遵循养生、脏腑、病机、病证、针刺、辨证的体例，初步展现了中医学理论体系的面貌，为后世对《内经》进行细致分类奠定了基础。

7. 编次注释《素问》不足之处

王冰对《素问》编次和注释也有欠妥之处，主要有如下几种情况：①当迁未迁：虽然王冰自定了迁、加、调、补的原则，但其注本中的遗误之处仍有可见。如《素问·气穴论》注中，《新校正》明确指出"自背与心相控而痛"至"斜下肩交十椎下"一段，是《素问·骨空论》文，简脱误置于此，依其前后文义及自定原则，此节属当迁而未迁之例。②当删未删：据王冰自定"削繁存要"的义例，凡重出之文，在当删削之例，但其文中却有明显的当删未删者。如《素问·刺腰痛论》中，《新校正》注就曾指出，"腰痛引少腹控䏶"至篇末数句与《素问·缪刺论》重，而王冰遗漏于此，可见其删之未尽。③援引未切：王冰常引用他处经文以解经义，而其援引之经文，常有误引之处。如在《素问·离合真邪论》中，对经文所论针刺方法一段的注释中，援引《素问·调经论》之文："外引其皮，令当其门户，又曰：推合其门，令神气存，此之谓也。"而《新校正》则指出，此文援引未切。前半段应为《甲乙经·针道篇》之文，而"又曰"以下，则是本篇《素问·离合真邪论》之原文。对照经文，确是如此。可见王冰援引经文亦有不够慎重之处。④疏于训诂：王冰对经文的训诂相对比较粗疏，因此受到元、明、清很多注家的批评，尤以清人对他的驳正之处为多。如《素问·痹论》："凡痹之类，逢寒则虫，逢热则纵。"王冰注曰："虫，谓皮中如虫行。"此注不合文义。据清·胡澍《素问校义》指出，当为"逢寒则痋"，清·段玉裁《说文解字注》亦云，古无"疼"字，"痋即疼字"。可见此经文之"虫"当为"痋"之假借字。寒主痛，故寒邪为痹当以疼痛为主证，征之于医理，应以胡澍之说为当。

对王冰之误注加以分析，主要以下几种情况：①虚词误作实词而误注。如《素问·生气通天论》："高梁之变，足生大丁。"王冰注曰："所以丁生于足者，四支为诸阳之本也，以其甚费于下，邪毒袭虚故尔。"此乃王冰误把经文中的虚词"足"误作实词，因而注文有误。实际上，此处"足"字乃"足够""能够"之意。②曲就误文而误注。由于历史的原因，唐时对古籍，特别是对古医籍的校勘，还没有上升至应有高度，注家多重于注释而对校勘略有不足。因此，注中亦常出现曲就误文而注者。如《素问·阴阳离合论》："太阳为开，阳明为阖，少阳为枢。"王冰注曰："开阖枢者，言三阳之气多少不等，动用殊也。夫开者，所以司动静之基；阖者，所以执禁固之权；枢者，所以主动静之微。由斯殊气之用，故此三变之也。"详"开阖枢"，《黄帝内经太素·卷五·阴阳合》作"关阖枢"，另据《新校正》《灵枢》《甲乙经》亦作"关阖枢"。而"关阖枢"实际指门的三个不同部位，三者均为名词。王冰因祖本"开"而释，与"阖""枢"为名词不属同类，故此注有误。③句读断破而误注。古医籍中，本无句读，欲为之作注必先定句读，然后才能解释句意。若断句读有误，往往可能产生歧义。如《素问·阴阳应象大论》："按尺寸，观浮沉滑涩而知病所生以治。"王冰注曰："浮沉滑涩，皆脉象也。浮脉者，浮于手下也；沉脉者，按之乃得也；滑脉者，往来易；涩脉者，往来难。故审尺寸，观浮沉，而知病所生以治之也。"《新校正》云："按《甲乙经》作知病所在，以治则无过，下无过二字，续此为句。"详《新校正》所言较为确切，"以治"连"无过"成句，与下文之"以诊则不失"属于对文。因而，此处为王冰断句有误造成的误注。④未辨假借而误注。王冰在四千余条注语中，不乏识别假借字之例。然而由于唐时对假借字的认识尚不全面，故注中亦有许多不辨假借而注误者。如《素问·四气调神大论》："道者，圣人行之，愚者佩之。"王冰注曰："圣人心合于道，故勤而行之。愚者，性守于迷，故佩服而已。"对此，清·胡澍曰："佩，读为倍，《说文》：倍，反也。《荀子·大略》：教而不称师，谓之倍。杨倞注曰：倍者，反逆之名也。字或作偝，作背。圣人行之，愚者佩之，谓圣人行道，愚者倍道也，行与背正相反。故下遂云：从阴阳则生，逆之则死；从之则治，逆之则乱。从与逆，亦相反，从即行，逆即倍也。佩与倍，古同声而通用……《荀子·大略》：一佩易之。注曰：佩，或为倍，是古通用之证。"胡澍之解较为恰当。又如，《素问·至真要大论》：

"咳不止，而白血出者死。"王冰注曰："白血，谓咳出浅红色血。"详王冰此注有误，盖"白"者，迫也。古白、迫相通，白血出即迫血出。⑤未详文义而误注。即不明上下文义而致注文错误。如《素问·脉要精微论》："夫精明者，所以视万物，别白黑，审短长，以长为短，以白为黑，如是则精衰矣。"王冰注曰："诚其误也。夫如是者，皆精明衰乃误也。"王冰此谓"诚误"似是诚医者之误。究王冰误注的原因，与对"精明五色者，气之华也。赤欲如白裹朱，不欲如赭……黑欲如重漆色，不欲如地苍。五色精微象见矣，其寿不久也"的误解密切相关。实际上，"精明五色者，气之华也"一句是统言，其下则分别说明"精明"与"五色"的"常"与"变"。故俞樾在《读素问余录》中云："是精明、五色本是二事，精明以言目，五色以（言）颜色，盖人之目与颜色皆是以决人之生死。"与医者之误无关。⑥不详词义而误注。由于《素问》年代久远，有些词的含义随时代的变迁而有所变化，以近世字面含义解释，往往出现误注。如《素问·四气调神大论》："交通不表，万物命故不施，不施则名木多死。"王冰注曰："名，谓名果珍木。"此"名"字，当训"大"。俞樾《读素问余录》云："名木，犹大木也。《礼记·礼器》篇：名山升于中天。郑注：名，犹大也。王注以名果珍木说之，未得名字之义。"⑦所据本不一而误注。详王冰注中，共注腧穴五百三十五穴次，而实注腧穴二百八十五个，因而重复注释者较多。从王冰注中可知，王冰注释腧穴，引用了《甲乙经》《内经明堂》《中诰孔穴图经》等唐以前文献。然而，正是其引用文献不一，导致有些腧穴重复注释，甚至前后相矛盾。如《素问·水热穴论》："大杼、膺俞、缺盆、背俞，此八者，以泻胸中之热也。"王冰注曰："背俞，即风门热府俞也。"《素问·刺热篇》注中同此。《素问·气府论》中"背俞二穴"，王冰又注为"大杼穴也"，二者互相矛盾。当然，在注释前后腧穴不一的诸穴中，不排除有因后世传抄致异者，但注释腧穴前后相矛盾的事实亦是存在的。这种误注，既有王冰主观方面的原因，亦有其客观原因。特别是因未辨假借而误注者，这与当时整个学术界对假借字的认识水平密切相关。实际上，对假借字的认识，有一个漫长的历史过程，直至清朝朴学兴起，才上升至理论高度。

综上所述，王冰所编次与注释的《素问》传本虽有所不足，但从整体来看，仍是"瑕不掩瑜"，成就巨大，后代有不少医家在此本基础上加以注释、发挥，并对王注的缺如、错误之处加以补正，如此不仅使此书得以流传至今，也使经文的注释更加深透和完善，更使此书成为我国医家所宗之经典，王冰对我国医学的贡献应给予充分的肯定。

（三）重"道"的养生观

中医理论形成之初，就受到以老子为代表的道家思想的深刻影响；加之王冰所处的唐代又崇奉道教，视道教为国教，王冰受此影响，"弱龄慕道，夙好养生"。他在编次、注释《内经》的过程中处处体现重"道"、重养生的观念。如王冰将原本在全元起本第九卷的"上古天真论篇"移至篇首，在注释《素问》时，也以道家思想为指导，把养生学放在显要位置；且在注语中始终注意贯彻道家"拯黎元于仁寿，济赢劣以获安"的慈悲精神，熔医、道于一炉，形成了独具特色的养生思想。

1. 奉养天真顾护肾气

道家学术观点中非常重视"道"，重在对生命本原的关注和生命规律的探求。老子论道贵"一"，有"一"才能化育万物，即"道生一，一生二，二生三，三生万物"。《庄子·知北游》："故曰通天下一气耳，圣人故贵一。""太一""太真"等用语，是道家气一元论的常用语言。道家非常重视养生，即"摄生""摄养"。如《老子·五十九章》中，"长生久视之道"的"道"即养生之道，因此古代养生家在这样的思想影响下，强调养气存真，抱元守一，重视"天真"。

"天真"，是指事物的自然特征和本来面目。宇宙万物源于气，其本来面目为阴阳未分的混沌状态，即"一"的状态，是化生宇宙万物的原始物质和生机与动力，老子称之为"道"。对应到人体，"天真"是指人体产生的本源物质，也就是源自藏于肾之中的先天之精气；肾中所藏之精是人身之本原，生命活动的根本，因此也称为人体"真元之气"或"天真之气"。王冰在注《素问·上古天真论》"肾气有余"时，明确指出"所禀天真之气，本自有余"，因此必须"宝养天真以为性命之本"。而"肾气"作为先天本元之气，又对人体发育和生殖发挥重要作用，因此，其注"天癸"时又曰："肾气全盛，冲任流通，经血渐盈，应时而下，天真之气降，与之从事，故云天癸也。"有鉴于天真之气的重要作用，王冰养生的核心思想，为奉养天真，顾护肾气，应当"爱精保神，如持盈满之器，不慎而动，则倾竭天真……半百而衰者，亦耗散而致是也"；强调"道者不可斯须离于道，则寿不能终尽于天年矣"。这也是王冰总体的养生观念。

2. 因时之序顺应自然

"道法自然"乃道家养生宗旨之一。《老子·二十五章》："人法地，地法天，天法道，道法自然"，老子认为，宇宙万物的根源是"道"，而道是"无为"而"自然"的。老子在"道"的基础上，提出了"天道""人道"两大法则，认为"人道"应效法"天道"。如《老子·二章》认为，"天道"是"万物作焉而不辞，生而不有，为而不恃，功成而弗居"，即无为而自然。无论是人道与天道，均应顺乎万物之自然，遵从事物发展的规律。即《老子·六十四章》："辅万物之自然而不敢为"，要因势利导，给事物创造良好条件，使其自然化育，自然发展，自然完成。因此，道家"无为"实际上是一种合乎自然法则的有为，并非无任何作为。

王冰效法道家以养生，注重顺应自然，指出养生调气的具体方法，首先应当顺从天时，适应天地运气变化。如在《素问·四气调神大论》注文中，王冰曰："四时成序，七曜周行，天不形言，是藏德也，德隐故应用不屈。""天明不竭以清静，""天至尊高，德犹见隐，况全生之道而不顺全乎？"因此，只有顺应自然，力求达到"天人合一"的境界，才能健康长寿。在本篇注文中，王冰又曰："养生者必顺于时也。""时序运行，阴阳变化，天地合气，生育万物。故万物之根，悉归于此。"故"圣人所以身无奇病，生气不竭者，以顺其根也，逆其根则伐其本，坏其真，是则失四时阴阳之道也"。王冰将本篇"春养生""夏养长""秋养收""冬养藏"的调神之法，注解为"所谓因时之序也"，故"四时之令，不可逆也，逆之则五脏内伤，而他疾起"。如"逆春伤肝""逆夏伤心""逆秋伤肺""逆冬伤肾"，故"不顺四时之和，数犯八风之害，与道相失，则天真之气，未期久远而致灭亡也"。

3. 清静无为重精神调摄

清静无为，就是保持精神上的恬愉淡泊，排除一切世俗及物欲所累，行为动止不妄行无益之事，不溢其情，不淫其性，归真返璞，清静寡欲。即王冰在注《素问·生气通天论》时所云："夫嗜欲不能劳其目，淫邪不能惑其心，不妄作劳，是谓清静。"在《素问·上古天真论》注中曰："为无为，事无事，是以内无思想，外不劳形，法道清静，适性而动，故悦而自得也。"要求养生者必须以"淳朴之德"来全性命之道，志不贪则所欲皆从而理顺心安；"举事行止，虽常在世俗之间，然其见为，则与时俗有异，不为追求时欲所宠而耗天真"。其引《庚桑楚》所云"于声色滋味也，利于性则取之，害于性则捐之"，同时从视、听、嗅、味等方面对感官加以控制，使精神超然物外而保天真。在起居动静、劳作行止上，王冰亦强调清静之旨，其引《广成子》所云"必静必清，无劳汝形，无摇汝精，乃可以长生"，指出"修养者，必谨而行之"，诸凡形体劳动、房事施泄当以"适性而动""悦而自得"为准绳，决不可乐色不节、轻用不止。

由此可见，王冰所主张的清静无为，主要是强调精神上的调摄和修养。

思虑情绪是正常的生命活动，由五脏所藏之精气所化生。若烦苦思虑、情绪劣发，必然造成种种病变而损精耗气。人处于社会之中，贫富贵贱之苦乐，凡人所不能免。《素问·疏五过论》中，就记载了"脱营""失精"两种因情绪而导致的病证。王冰以道家清静无为的原则，强调加强自身的修养，"淡泊以明志，宁静以致远"，摆脱来自感官和欲望上的一切诱惑，使精神内守，以达到颐养天真的目的。强调"清静无为"，就是以"恬淡虚无"为核心，以淡、素、朴、清、静、虚、无等为自然之真。如王冰在《素问·四气调神大论》注文中所云，"美其食，顺精粗也，任其服，随美恶也，乐其俗，去倾慕也，高下不相慕，至无求也，是所谓心足也，不恣于欲，是则朴同"。《素问·六微旨大论》注中又云："若便想慕滋蔓，嗜欲无厌，外附权门，内丰情伪，则动以牢网，坐招燔燔。"他在《素问·移精变气论》注中说道："志捐思想，则内无眷慕之累，心亡愿欲，故外无伸官之形，静保天真。"其在《素问·上古天真论》中论述，应当"心远世纷，身离俗染"，以"积精而复全神，游行天地，视听八达"，就可以精神内守，春秋皆度百岁。

4. 阴阳和谐适中为德

道家养生崇尚自然，所谓道法自然，即阴阳和谐。王冰注引《老子》云："万物负阴而抱阳，冲气为和。"阴阳和谐，是万物稳定的基本条件。所谓阴阳和谐，王冰认为，既指人的活动必须"适中于四时生长收藏之令，参同于阴阳寒暑升降之宜"，又包括运用"适中"的原则，指导人的一切养生活动。王冰充分吸收道家阴阳和谐的思想，指出"圣人不绝和合之道"（《素问·生气通天论》注文），"能应四时和气而养生者，天地恒畜养之"，故必"敬顺四时之德气"，人必须"适中于四时生长收藏之令，参同于阴阳寒暑升降之宜"而养生。又如《素问·四气调神大论》注文中云："阳气根于阴，阴气根于阳；无阴则阳无以生，无阳则阴无以化；全阴则阳气不极，全阳则阴气不穷。"强调阴阳互根互化、协调一致的重要性。充分反映了王冰"和谐守度"的养生法则，这种养生原则，结合《灵枢·本神》"节阴阳而调刚柔"的思想，与儒家的"中和观"相一致。

王冰和谐阴阳的适中养生观，体现在各个方面。如在饮食上，强调一个"和"字，如《素问·上古天真论》注曰："食饮者，充虚之滋味；起居者，动止之纲纪，故修养者谨而行之"，强调"食饮有节，起居有常，不妄作劳"。他认为五脏"虽因五味以生，亦因五味以损，正为好，而过节乃见伤也"；而六腑则"以饮食见损，皆谓过用越性，则受其邪"，反对饮食越需过用、五味偏嗜过节；主张"气味和合"，各种营养的食物调配得当，防止暴饮暴食，并指出这是"修养天真之至道也"。在起居劳作上，中心仍为"和"字。王冰认为，"五脏受气，盖有常分，不适其性而强，云为过用而过耗，是以病生"；"起居暴卒，烦扰阳，劳疲筋骨，动伤神气，耗竭天真"。因此，主张劳而不耗，起居适度，突出"适度"为宜。

在房事上，也应以"和"为度，王冰继承道家性学思想，并结合医家理论，提出房事是人类阴阳和合的重要体现，是一种生理要求、自然规律。如若"绝阴阳和合之道者，如天四时，有春无秋，有冬无夏"，将男女性爱交会提到和谐阴阳的高度。如《素问·生气通天论》注曰："圣人不绝和合之道"，"阴阳（男女）交会之要者，正在于阳气固密而不妄泄"，阳气"贵于闭密"，故"以欲竭其精"又为所忌；若"快于心欲之用，则逆养生之乐矣。《老子》曰：甚爱必大费，此之类欤？夫甚爱而不能救，议道而以为未然者，伐生之大患也"。认为"乐色欲，轻用曰耗，乐色不节则精竭，轻用不止则真散，是以圣人爱精重施，髓满骨肾"。如此方能保持人体"生气强固而能久长"，是固守天真之法。

5. 养生方法丰富多样

王冰继承了古人许多行之有效的养生原则和养生方法，并加以深刻阐释和丰富完善。如法阴阳，和四时；养精神，调意志；和术数，勤锻炼；节饮食，适寒温；慎起居，适劳逸，节房事；避邪气，保正气等。除一般养生措施外，王冰特别重视和精于"术数"，认为"术数者，保生之大论"，可"用为养神调气之正道也"。王冰将其纳入防治疾病的方法之中并加以发挥。如注释《素问·上古天真论》中所论"真人"时说道："真人心合于气，气合于神，神合于无。"亦即通过修心养性，锻炼先天之精，化为先天真气，使真气得充以筑基；进而炼气化神，元神主事，使后天精气神返本还原，复归于先天精气神；最后炼神还虚，虚即无也，与天地同化而成"仙"。整个修炼过程，均需在"独立守神"，即恬淡虚无、精神内守的基础上进行，故王冰注释"至人"时说道："心远世纷，身离欲然"，"内机息""外纷静"，以摆脱世俗困扰；圣人"举止行事，虽常在时俗之间，然其见为则与时俗有异尔"。其因"贵法道之清静"，且"久服天真之气"。此说奠定了后世气功调神、调息、调形三要领的雏形。

王冰的养生思想熔医与道为一体，以奉养天真、顾护肾气为中心，强调因时之序顺应自然，重视精神调摄，清静无为；强调阴阳和谐，适中为德；其所论养生原则与方法丰富多样。

（四）借《易》论阴阳关系

王冰对阴阳理论的发挥，主要集中在《阴阳应象大论》《四气调神大论》《阴阳离合论》《阴阳别论》，以及《生气通天论》等相关篇章中。现从以下几个角度，对王冰的阴阳观念进行阐释。

1. 运用阴阳特性论气为本原

王冰对于阴阳的认识，是围绕着气为本展开论述的。如对《素问·天元纪大论》所言"太虚"的注解："太虚，谓空玄之境，真气之所充，神明之宫府也。真气精微，无远不至，故能为生化之本始，运气之真元矣。"又曰："太虚真气，无所不至也。气齐生有，故禀气含灵者，抱真气以生焉。

总统坤元，言天元气常司地气，生化之道也。《易》曰：至哉坤元，万物资生，乃顺承天也。"王冰认为天地万物存在的基础是气，"真气精微，无远不至""太虚真气，无所不至也"。表明气是天地万物存在的基础，气是真实存在的。中国古代哲学乃至中医学，为说明气的本原作用，将本原之气分为阴气与阳气，万事万物皆由于阴阳二气相互作用而生。如王冰在《素问·四气调神大论》注解中说道："时序运行，阴阳变化，天地合气，生育万物，故万物之根，悉归于此。"

王冰对于阴阳的特性有大量的描述，其根本出发点在于，运用阴阳的特性来阐发气本原的作用。其论述中，除以阴阳的特性展现"气"的本原作用外，还以寒、暑、燥、湿、风、火，来说明天地万物的生成。如其所注《天元纪大论》曰："三阴三阳为标，寒暑燥湿风火为本，故云所谓本也。天真元气分为六化，以统坤元生成之用。征其应用则六化不同，本其所生则正是真元之一气，故曰六元也。"天地万物本为一气所成，但依据寒、暑、燥、湿、风、火则所成不同。又如注《至真要大论》："万物居天地之间，悉为六气所化生。阴阳之用，未尝有逃生化，出阴阳也。"寒、暑、燥、湿、风、火虽可生成万物，但其本在阴阳，阴阳则本为一气。

2. 深刻阐发阴阳之间的关系

阴阳学说很多内容源于《周易》。《周易》中的阴阳论，已明确地反映出阴阳为万物之本的观点，并论述了阴阳之间相互对立、互根互用、相互转化的关系。

王冰在编次和注释《素问》时，即引用《周易》的观点解释阴阳的概念。如注《素问·阴阳应象大论》所论"阴阳者，天地之道也"时，指出此为"变化生成之道也"，并引《易·系辞》所论"一阴一阳之谓道"。同篇注阴阳为"神明之府"时，又引《易·易辞》所论"阴阳不测之谓神"，阐释由于"神明居其中""所以生杀变化之多端者"。此外，王冰在论述阴阳柔刚时说道："阴阳，天道也。柔刚，地道也。天以阳生阴长，地以柔化刚成也。《易》曰：天地之道，曰柔曰刚。"说明阴阳的特性。再如，在注释《素问·天元纪大论》所论"生生化化，品物咸章"，进一步分析天地之功时，指出"有情有识，彰显形容，天气主之。无情无识，蔽匿形质，地气主之。禀元灵气之所化育尔。《易》曰：天地絪缊，万物化醇"，以阐明阴阳的交感与互用。

此外，王冰还阐释了阴阳互根之理。《素问·四气调神大论》曰："所以圣人春夏养阳，秋冬养阴，以从其根。"王冰注曰："阳气根于阴，阴气根于阳，无阴则阳无以生，无阳则阴无以化，全阴则阳气不极，全阳则阴气不穷。"阐明阴阳互根互用，阳依赖于阴，阴依赖于阳，二者相互依赖而共同存在。王冰还以不同季节的阴阳消长规律为依据，从阴阳互根的角度来解释养生的原则与方法。以上观点，至今仍为研究阴阳理论所遵循，足见其影响之深远。

3. 精辟阐释"取之阴""取之阳"

《素问·至真要大论》："诸寒之而热者取之阴，热之而寒者取之阳，所谓求其属也。"王冰注曰："言益火之源，以消阴翳；壮水之主，以制阳光，故曰求其属也。"后世医家马莳、张景岳、李中梓等，分别在《黄帝内经素问注证发微》《类经》《内经知要》中，表达了对此观点的认同。王冰从肾中求水火论阴阳，认为"取之阴"即指滋养肾阴，"取之阳"即指温补肾阳，从而开创了补肾学说的先例，成为后世论阴阳水火理论，并指导临床治疗的至理真言，被历代临床医家奉为治疗诸种阴虚证、阳虚证的重要原则。如清·洪缉庵认为，王冰注中"益火之源"之火，其源头为命门之火，故在所著《虚损启微·卷八》中，以崔氏八味丸治命门火衰，并言"王太仆（王冰）先生云：益火之源，以消阴翳，此即谓也"。关于命门之火，明·李时珍在《本草纲目·脏腑虚实标本用药式》中，论及"命门为相火之元（源）"，相火乃肾火，受君火即心火统摄，心阳根于命门之火（真阳）。

此外，王冰对于阴阳理论的认识和阐发，还体现在对病因分类、病机解析以及治则等其他方面的论述，将在后面相关章节加以具体阐述。

（五）深入阐释五行关系及应用

《内经》的五行之论与《吕氏春秋》《淮南子》所论五行，在方位、季节、味、声、色的配属方面大体上是一致的；且在天人相应、取象比类的思想指导下，还将这种配属关系扩展到人体。如：按脏腑性质进行配位的五行五脏配位方法，根据脏居于内、形见于外的原则，将五脏与相应的肢体、官窍、情志联系起来，建立了以五脏为中心的五大系统，并借用木火土金水五类物质的特性、分类方法和生克乘侮的变化规律，具体地说明人与自然的关系，以及人体的正常生理功能、疾病变化，以及指导临床诊断、治疗、预后判断和康复。

唐代道教占有很重要的地位，因此在道家思想影响下，中医五行学说有关养生的部分得到发挥和丰富。此外，这一时期内，医学五行学说的应用，主要体现在对《内经》《难经》等经典的注释、整理和阐发上。王冰在编次和注释《素问》时，除对五行的一般原理进行阐发外，还把运气七篇补入《素问》；并且在整理和注释中，对运气七篇中蕴含的五行学说，做了一些非常有意义的发挥，特别是其中的五运六气思想，大大提升了《黄帝内经》的理论价值，开创了五行学说发展的新阶段。下面就此加以概要的阐述。

1. 五行生克关系的新发展

《素问·阴阳应象大论》中有关五方、五气与五行关系的原文，如"风生木""热生火""湿生土""燥生金""寒生水"，王冰侧重从自然界现象和事实的角度进行注解："风鼓木荣，则风生木""钻燧改火，惟热是生""土

湿则固，明湿生也""金燥有声，则生金也""寒气盛，凝变为水"。他更是
在七篇大论中，以自然界的气候变化为基础，运用运气理论将五行学说与
人体的生理和病理联系起来，是对五行生克关系的新发展。

（1）形象阐发亢害承制理论

王冰对《素问·六微旨大论》中提出的"亢害承制"理论，谨遵原文
本义，将五行之间的生克关系，做了进一步的阐释，将"相火之下，水气
承之"，注释为"热盛水承，条蔓柔弱，凑润衍溢，水象可见"；"水位之下，
土气承之"，注释为"寒甚物坚，水冰流涸，土象斯见，承下明矣"；"土位
之下，风气承之"注释为"疾风之后，时雨乃零，是则湿为风吹，化而为
雨"；"风位之下，金气承之"，注释为"风动气清，万物皆燥，金承木下，
其象昭然"；"金位之下，火气承之"，注释为"锻金生热，则火流金，乘火
之上，理无妄也"；"君火之下，阴精承之"，注释为"君火之位，大热不行，
盖为阴精制承其下也。"并在最后总结曰："诸以所胜之气乘于下者，皆折其
标盛，此天地造化之大体尔。"此外，还对"亢则害，承乃制"中的"亢"
专门做了注解："亢，过极也。物恶其极。"王冰的注释从自然界万物的角
度，运用五行间的相克理论，说明了六气之间具有相互承制、相互约束的
关系，这种承制、约束关系对气候变化起到一种自然界的自动调控作用。
这正是天地自然的万事万物之理，正如明·张介宾《类经》在注释此句时
云："此天地自然之妙，真有莫之使然而不得不然者。天下无常胜之理，亦
无常屈之理。"

此外，《素问·五运行大论》中"气有余，则制己所胜而侮所不胜；其
不及，则己所胜轻而侮之"，以及《素问·气交变大论》《素问·六元正纪
大论》中提及的岁运不及、岁运太过以及运气的五郁等，都是五行生克乘
侮规律与运气理论的有机融合。

（2）以五行为工具认识运气与发病

关于运气学说在医学中的应用，《素问》运气七篇以及《玄珠密语》《天元玉册》《元和纪用经》将运气理论演绎并付之于实践，主要运用五行生克乘侮规律为其思维方式和理论依据，推算各年、各步气运变化，及其所产生的气候、气象、天象、物化、灾害、发病等方面的特征（尤其是脏腑发病病机、痛证，及脏腑间病证传变规律），如何根据气候、发病特征进行不同性味药物和食物的选择等。认为只要始终把握《素问·五运行大论》中"气有余，则制己所胜而侮所不胜；其不及，则己所胜轻而侮之"这一五行的思维模式，运气理论及其临床应用就会了然胸臆。岁运与发病规律，正如《素问·五运行大论》中所总结的"气有余则制己所胜，而侮所不胜；其不及己所不胜侮而乘之，己所胜轻而侮之。"所以，岁运与发病，有岁运不及与发病和岁运太过与发病两类情况。

一是岁运不及与发病。凡阴干之年，为岁运不及。不及，指五行之气衰少。运不及之年除了导致胜气妄行之外，还会出现制止胜气的复气。所谓有胜必有复，先胜后复。如木运不及则燥金之气大行，但不及的木运之子火气，必复母仇而产生火热气候（即称为复气），因此《素问·气交变大论》曰："岁木不及，燥乃大行……复则炎暑流火"；"岁火不及，寒乃大行……复则埃郁，大雨且至"；"岁土不及，风乃大行……复则收政严峻，名木苍凋"；"岁金不及，炎火乃行……复则寒雨暴至"等。

二是岁运太过与发病。凡阳干之年，其岁运太过。五运太过的气候变化规律是本运之气偏盛，本气流行。如《素问·气交变大论》曰："岁木太过，风气流行"；"岁火太过，炎暑流行"等。一则引起与之相通应的脏发病。如木运太过，肝病居多；火运太过，心病易发等。二则是与之相应的所胜之脏受制而病。如土运太过，土能制水，故"肾水受邪"；水运太过，"邪害心火"等。正如《素问·气交变大论》中曰："岁木太过，风气流行，脾土受邪。民病飧泄食减，体重烦冤，肠鸣腹支满，上应岁星。甚则忽忽善怒，眩冒巅疾……反胁痛而吐甚，冲阳绝者死不治。"这是岁木太过的发病情况，其他年份岁气太过，均相类似，发病规律大体是在相应之脏和所胜之脏两方面。

张登本教授据《素问·气交变大论》及《玄珠密语》的相关原文，将岁运不及和岁运太过的发病规律总结如下

表1 五运不及之年的发病规律

岁运不及	木运不及	火运不及	土运不及	金运不及	水运不及
胜气	燥气大行	寒气大行	风气大行	炎火大行	湿气大行
复气	炎暑流行	大雨且至	肃杀霜霜	寒雨暴至	大风暴发
易伤之脏	肝、肺、心	心、肾、脾	脾、肝、肺	肺、心、肾	肾、脾、肝
常见病证	中清、胠胁痛、少腹痛、肠鸣、溏泄、寒热、疮疡、疹、痈、痤、咳、衄	胸中痛、胁支满、膺背肩胛间两臂痛、心痛、暴喑、腹大、鹜溏、腹满、食饮不下、寒中肠鸣、泄注腹痛	飧泄霍乱、体重腹痛、肌肉瞤酸、善怒、胸胁暴痛下引少腹、善太息、食少失味	血便、注下、阴厥且格阳反上行、头脑户痛延及卤顶、发热口疮、甚则心痛	腹满、身重、濡泄、寒疡流水、腰腹痛、烦冤、足痿清厥、脚下痛、腹满浮肿、筋骨并辟、肉瞤瘛、目视䀮䀮、肌肉疹发、气并隔中、痛于心腹

表2　岁运太过之年的发病规律表

岁运太过	木运太过	火运太过	土运太过	金运太过	水运太过
气候特点	风气流行	炎暑流行	雨湿流行	燥气流行	寒气流行
所伤内脏	肝、脾	心、肺	脾、肾	肺、肝	肾、心
常见病证	飧泄、食减、体重、烦冤、善怒、眩冒巅疾、胁痛、吐甚	疟疾、少气、咳喘、血溢血泄、注下、嗌燥、耳聋、中热、肩背热、胸中痛、胁支满、胁痛、膺背肩胛间痛、两臂内痛、身热、骨痛、浸淫、谵妄、狂越	腹痛、清厥、意不乐、体重、烦冤、肌肉萎、行善瘈、脚下痛、饮发中满、食减、四肢不举、腹满、溏泄、肠鸣	两肋下少腹痛、目赤痛、眦疡、耳无所闻、体重、烦闷、脑痛引背、两胁满且痛引少腹、喘咳逆气、肩背痛、尻阴股、膝、髀、腨足皆病、暴痛、胁不可以反侧、咳逆甚而血溢	身热、烦心、躁悸、谵妄、心痛、腹大、胫肿、喘咳、寝汗出、憎风、腹泻、食不化、渴而妄冒

（3）五行生克解释疾病传变

此外，王冰还运用五行学说解释了五脏间疾病的传变次序。如《素问·玉机真脏论》中曰："五脏受气于其所生，传之于其所胜，气舍于其所生，死于其所不胜，病之且死，必先传行，至其所不胜，病乃死。"王冰注释曰:"受气所生者,谓受病气于己之所生者也。传所胜者,谓传于己之所克者也。气舍所生者,谓舍于生己者也。死所不胜者,谓死于克己者之分位也。所传不顺,故必死焉。"

2.五行五味理论的应用

王冰把药物饮食五味的生成和人体脏气的盛衰,同天地大自然环境变化联系起来认识,并主张通过调治五脏,达到治疗相应脏腑及其经络上一系列病变的目的,同时认为这一理论阐明了五味归经的实质意义以及运用方法。

(1)阐释五方生五味理论

王冰关于五味生成于五方,以及五味由五气所化的注释,对《素问》有关五味生成理论多有发挥。例如:其注释《素问·阴阳应象大论》所论"东方生风……其味为酸"时指出:"凡物之味酸者,皆木气之所生也。"并引用《尚书·洪范》"曲直作酸"加以说明。在注释"南方生热……其味为苦"时指出:"凡物之味苦者,皆火气之所生也。"并引用《尚书·洪范》"炎上作苦"加以说明。在注释"中央生湿……其味为甘"时指出:"凡物之味甘者,皆土气之所生也。"并引用《尚书·洪范》"稼穑作甘"加以说明。在注释"西方生燥……其味为辛"时指出:"凡物之味辛者,皆金气之所生也。"并引用《尚书·洪范》"从革作辛"加以说明。在注释"北方生寒……其味为咸"时指出:"凡物之味咸者,皆水气之所生也。"并引用《尚书·洪范》"润下作咸"加以说明。

此外,王冰在注释《素问·五运行大论》时,从这一角度对五方与五味的关系做了进一步说明。例如:注释"其味为酸"时指出:"夫物之化之变而有酸味者,皆木气之所成败也。今东方之野,生味多酸。"在注释"其味为苦"时指出:"物之化之变而有苦味者,皆火气之所合散也。今南方之野,生物多苦。"在注解"其味为甘"时指出:"物之化之变而有甘味者,皆土化之所终始也。今中原之物，物味多甘淡。"在注释"其味为辛"时指出："夫物之化之变而有辛味者，皆金气之所离合也。今西方之野，草木多辛。"在注释"其味为咸"时指出："夫物之化之变而有咸味者，皆水化之所凝散也。今北方川泽，地多咸卤。"

（2）运气生五味以养五脏

人体生长壮老已的全过程，有赖于药食五味之滋养。关于药食五味与人体的关系，王冰在注释《素问·五运行大论》所论"酸生肝"时指出："酸味入胃，生养于肝。"（据后文所注，疑缺"故诸丁岁则酸化少，诸壬岁则酸化多"）在注释"苦生心"时指出："苦物入胃，化入于心，故诸癸岁则中苦化少，诸戊岁则苦化多。"在注释"甘生脾"时指出："甘物入胃，先入于脾，故诸己岁则甘化少，诸甲岁则甘多化。"在注释"辛生肺"时指出："辛物入胃，先入于肺，故诸乙岁则辛化少，诸庚岁则辛多化。"在注释"咸生肾"时指出："咸物入胃，先归于肾，故诸丙岁咸物多化，请辛岁咸物少化。"

王冰在注解中，还阐明运气各年的盛衰与药物五味之间的关系。因此，他在《素问·至真要大论》注解"司岁备物"时，专门指出，"采药之岁"对药物五味的影响，"谨候司天地所生化者，则其味正当其岁也，故彼药工专司岁气，所收药物则一岁二岁其所主用无遗略也。"又对"天地之专精"注解为"专精之气，药物肥脓，又于使用当其正气味也。"但若"非司岁物"，王冰注为，"非专精则散气，散气则物不纯，形质虽同，利用则异，故不尚之"，"物与岁不同者何？"正是气味有薄厚，性用有躁静，治保有多少，力化有浅深。

（3）基于运气论五味调五脏

运用五味调治五脏，是基于五味养五脏的自然现象，后世发展成为归经理论，从而有针对性地调理五脏病理及相应经络上的疾病。

王冰在注解《素问·五运行大论》中"酸伤筋，辛胜酸"时指出："辛，金味，故胜木之酸。酸余则胜之以辛也。"肝主筋，筋因酸伤，可用辛味药祛风治疗；在注解"苦伤气，咸胜苦"时指出："火苦之胜，制水之咸。"心主血，苦盛则火迫血行，唯咸味最能胜火凉血；在注解"甘伤脾，酸胜甘"时指出："甘余制之以酸，所以救脾气也。"湿淫于内则腹泻，于外则肌肉痛，酸味属风性，可逐湿于人体之内外；在注解"辛伤皮毛，苦胜辛"时指出："苦，火味，故胜金之辛。"皮毛诸疾，当用苦味药治疗，以开腠驱邪，不致久延；在注解"咸伤血，甘胜咸"时指出："味过于咸，则咽干引饮，伤血之义，断可知矣。渴饮甘泉，咽干自已，甘为土味，故胜水咸。"五脏各主人体内外的皮肉筋脉骨，五脏因五味偏胜，则导致内外不和而病生，可以通过调整五味含量来治疗疾病。

王冰注解《素问·至真要大论》云："夫五味入胃，各归所喜，攻酸先入肝，苦先入心，甘先入脾，辛先入肺，咸先入肾，久而增气，物化之常也。久而增气，物化之常也。气增而久，夭之由也"时，指出："夫入肝为温，入心为热，入肺为清，入肾为寒，入脾为至阴而四气兼之，皆为增其味而益其气，故各从本脏之气用尔。故久服黄连苦参而反热者，此其类也。余味皆然。但人疏忽不能精候矣。故曰久而增气，物化之常也。气增不已，益岁年则脏气偏胜，气有偏胜，则有偏绝；脏有偏绝，则有暴夭者。故曰气增而久，夭之由也。"明确指出对虚者："增其味而益其气，故各从本脏之气用尔"，对胜者则用其所胜之气以制约之。提示临床治病，一定要首先明了何脏气虚或气盛，方可选择药物，卓有成效地予以治疗。

王冰注文中所云的偏胜岁气导致人体脏气偏胜，是对经文的一个发挥。因此，在选择自然物质调治人体时，应当考虑岁气偏胜及偏弱对相应内脏的影响。《素问·六元正纪大论》针对各年的运与气，提出了针对性的调治方案。汪德云据此，以癸亥岁（1983）为例，厥阴风木司天，中运岁火不及，少阳相火在泉，故选辛味以平风木，选平咸味以和中运，选咸寒味以祛相火。这样调理人体，有可能不致使脏气偏胜或偏虚。脏气平衡若能维持相对稳定，对于人体适应自然环境变迁和延年益寿，都有一定的现实意义。

（六）深刻认识藏象学说内涵

"藏象"一词，见于《素问·六节藏象论》，相关论述见于《素问》的《金匮真言论》《阴阳应象大论》《六节藏象论》《灵兰秘典论》《五脏别论》《五脏生成论》《宣明五气篇》等，运气七篇中也有相关内容。《素问·六节藏象论》曰："藏象何如？"王冰注曰："象，谓所见于外，可阅者也。"王冰对于藏象概念以及藏象学说的深刻认识主要体现在以下几个方面：

1. 归纳藏象相关篇章为一卷

王冰对《素问》经文注释的同时，还将原文进行了编次整理及归类，体现了他对《素问》相关理论问题的整体认识。

对于藏象学说，他将相关篇章归纳为一卷，即《黄帝内经素问卷第三》，主要包括了《灵兰秘典论》《六节藏象论》《五脏生成篇》《五脏别论》四篇。四篇经文从不同的角度反映了《素问》对于藏象的认识，如《素问·灵兰秘典论》把脏腑比作十二个官职，来探讨十二脏腑之间分工合作的关系，同时强调了心为君主之官的统领作用；《素问·六节藏象论》则是侧重从五行功能特性的角度，阐释以人体五脏功能活动为中心的五大功能活动系统；《素问·五脏生成篇》则主要论述了五脏与其所合的脉、筋、皮、肉、骨以及色、毛、发、爪、唇等方面的密切关系。还强调了五味、五色、五脉与五脏之间的相互关系；《素问·五脏别论》主要从阴阳天地藏泻的角度认识和分类脏腑，将脏腑分为传化之腑和奇恒之腑，五脏和六腑。

王冰将《素问》中从不同角度认识人体脏腑的经文归为一卷，对我们多维度认识人体脏腑，深刻理解藏象内涵，都起到了非常重要的作用。

2. 以心为主分工合作的脏腑关系

《素问·灵兰秘典论》中，以十二个官职类比十二脏腑，强调心为君主的主宰作用，同时分别论述了各自的功能特点及相互关系。王冰在注释中，就此做了进一步的阐释。

（1）脏腑协调强调心为主

《素问·灵兰秘典论》原文曰："凡此十二官者，不得相失也。"王冰注曰："失则灾害至，故不得相失。"强调十二脏腑关系协调的重要性。原文又曰："主明则下安，以此养生则寿，殁世不殆，以为天下，则大昌。"王冰注曰："主，谓君主，心之官也。夫主贤明，则刑赏一；刑赏一，则吏奉法；吏奉法，则民不获罪于枉滥矣。故主明则天下安也。夫心内明，则铨善恶；铨善恶，则察安危；察安危，则身不夭伤于非道矣。故以此养生则寿，殁世不至于危殆矣。然施之于养生，殁世不殆，施之于君主，天下获安，以其为天下主，则国祚昌盛矣。"注中详细说明了君主如何做到圣明而天下得安，如"刑赏一""吏奉法""铨善恶""察安危"，这些一定程度上也反映了王冰的政治主张。原文又曰："主不明则十二官危，使道闭塞而不通，形乃大伤；以此养生则殃；以为天下者，其宗大危。戒之！戒之！"王冰注曰："使道，谓神气行使之道也。夫心不明，则邪正一；邪正一，则损益不分；损益不分，则动之凶咎，陷身于羸瘠矣。故形乃大伤，以此养生则殃也。夫主不明，则委于左右；委于左右，则权势妄行；权势妄行，则吏不得奉法；吏不得奉法，则人民失所，而皆受枉曲矣。且人惟邦本，本固邦宁。本不获安，国将何有？宗庙之立，安可不至于倾危乎！故曰戒之。戒之者，言深慎也！"王冰注中，他对当时唐朝"安史之乱"的危害及产生的原因进行了分析，如"主不明""委于左右""权势妄行""吏不得奉法""人民失所""国将何有"，他利用自己对于当时社会的见解，类比了心在十二脏腑中的重要作用，阐明了务必要保持心的功能正常。

（2）进一步阐释十二脏腑功能

《素问·灵兰秘典论》："心者，君主之官也，神明出焉。"王冰注曰："任治于物，故为君主之官。清静栖灵，故曰神明出焉。"王冰结合《灵枢·本神》中"所以任物者谓之心"加以注释，即"任治于物"，强调了心在精神意识思维活动中的重要作用，因此被称作"君主之官"。"肺者，相傅之官，治节出焉。"王冰注曰："位高非君，故官为相傅。主行荣卫，故治节由之。"其注中将肺主"治节"的生理基础进行了补充，即肺具有朝百脉、主行气血营卫的功能。"肝者，将军之官，谋虑出焉。"注曰："勇而能断，故曰将军。潜发未萌，故谋虑出焉。"后世对肝主谋虑，注释角度颇多，王冰则认为肝对谋虑作用在于"潜发"且"未萌"，不是直接的影响，而是人体潜在的功能。"胆者，中正之官，决断出焉。"注云："刚正果决，故官为中正。直而不疑，故决断出焉。"注中强调胆的"决断"功能，只有胆这一功能正常时，人才具备"直而不疑"的正常状态。肝胆的这两个功能有机结合在一起，人才能在谋虑和决断之间达到协调和平衡。"膻中者，臣使之官，喜乐出焉。"王冰注云："膻中者，在胸中两乳间，为气之海。然心主为君，以敷宣教令；膻中主气，以气布阴阳。气和志适，则喜乐由生。分布阴阳，故官为臣使也。"注中将"膻中"理解为"气之海"，强调气机调畅，则代心行喜乐之志。"脾胃者，仓廪之官，五味出焉。"王冰注云："包容五谷，是为仓廪之官。营养四傍，故云五味出焉"。直接描述了脾运化水谷，若雾露之溉，营养四旁的功能。"大肠者，传道之官，变化出焉。"王冰注云："传道，谓传不洁之道。变化，谓变化物之形。故云传道之官，变化出焉。"形象描述了大肠变化水谷为糟粕的过程。"小肠者，受盛之官，化物出焉。"王冰注云："承奉胃司，受盛糟粕，受已复化，传入大肠。故云受盛之官，化物出焉。"将大小肠及胃对水谷运化传导之间的关系描述的非常清晰。"肾者，作强之官，伎巧出焉。"王冰注云："强于作用，故曰作强。

造化形容，故云伎巧。在女，则当其伎巧；在男，则正曰作强。"注中提出肾的作用，因男女性别不同，而有所侧重。"三焦者，决渎之官，水道出焉。"王冰注云："引导阴阳开通闭塞，故官司决渎，水道出焉"。"膀胱者，州都之官，津液藏焉，气化则能出矣。"王冰注云："位当孤府，故谓都官。居下内空，故藏津液。若得气海之气施化，则溲便注泄。气海之气不及，则闭隐不通。故曰气化则能出矣。《灵枢经》曰：肾上连肺，故将两藏。膀胱是孤府，则此之谓也。"王冰注文根据《灵枢·本输》中，"三焦者，中渎之府，水道出焉，属膀胱，是孤之腑也"，称膀胱亦为"孤府"，二者与水液代谢密切相关。

3. 以五行概括脏腑生理属性

王冰注重以五脏为中心，从五行、五气的角度概括脏腑特性，除了《六节藏象论》外，《五运行大论》中也有体现。

（1）肝

《素问·五运行大论》中曰："神在天为风，在地为木，在体为筋，在气为柔，在脏为肝。"王冰注曰："鸣紊启坼，风之化也。振拉摧拔，风之用也。岁属厥阴在上，则风化于天；厥阴在下，则风行于地。长短曲直，木之体也。干举机发，木之用也；维结束络，筋之体也。繇纵卷舒，筋之用也；木化宣发，风化所行，则物体柔软；肝有二布叶一小叶，如木甲拆之象也。各有支络，脉游于中，以宣发阳和之气，魂之宫也。为将军之官，谋虑出焉。乘丁岁，则肝藏及经络先受邪而为病也。胆府同。"《素问·六节藏象论》中亦曰："肝者……其华在爪，其充在筋，以生血气，此为阳中之少阳，通于春气。"王冰注云："东方为发生之始，故以生血气。《素问·阴阳应象大论》曰：东方生风，风生木，木生酸。肝合木，故其味酸也。又曰：神在脏为肝，在色苍，故其色苍也。以少阳居阳位而王于春，故曰阳中之少阳，通于春气也。"虽然王冰对"阳中之少阳"的认识，受到了《新校正》的质疑，但是他解释了少阳与春生之气的关系，主要与"东方为发生之始""少阳居阳位而王于春"密切相关，这样就以肝为中心，将五行属木的特点清晰且形象地做了表达。

（2）心

《素问·五运行大论》曰："其在天为热，在地为火，在体为脉，在气为息，在脏为心。"王冰注曰："亦神化气也。暄暑郁蒸，热之化也。炎赫沸腾，热之用也。岁属少阴少阳，在上则热化于天，在下则热行于地。光显炳明，火之体也。燔燎焦然，火之用也；流行血气，脉之体也。壅泄虚实，脉之用也，络脉同；心形如未敷莲花，中有九空，以导引天真之气，神之宇也。为君主之官，神明出焉。乘癸岁，则心与经络受邪而为病，小肠府亦然。"《素问·六节藏象论》亦曰："心者……其华在面，其充在血脉，为阳中之太阳，通于夏气。"王冰注曰："火气炎上，故华在面也。心养血，其主脉，故充在血脉也。心王于夏，气合太阳，以太阳居夏火之中，故曰阳中之太阳，通于夏气也。《素问·金匮真言论》曰：平旦至日中，天之阳，阳中之阳也。"

（3）脾

《素问·五运行大论》曰："其在天为湿，在地为土，在体为肉，在气为充，在脏为脾。"王冰注曰："言神化也。柔润重泽，湿之化也。埃郁云雨，湿之用也。岁属太阴在上，则湿化于天，太阴在下则湿化于地；敦静安镇，聚散复形，群品以生，土之体也。含垢匿秽，静而下民，为变化母，土之德也；覆裹筋骨，气发其间，肉为用也。疏密不时，中外否闭，肉之动也；土气施化，则万象盈；形象马蹄，内包胃脘，象土形也。经络之气，交归于中，以营运真灵之气，意之舍也。为仓廪之官，化物出焉。乘己岁，则脾及经络受邪而为病。"《素问·六节藏象论》亦曰："脾、胃……其华在唇四白，其充在肌……此至阴之类，通于土气。"王冰注云："口为脾官，脾主肌肉,故曰华在唇四白,充在肌也。四白,谓唇四际之白色肉也。《素问·阴阳应象大论》曰:中央生湿,湿生土,土生甘。脾合土,故其味甘也……脾藏土气,土合至阴,故曰此至阴之类,通于土气也。《素问·金匮真言论》曰:阴中之至阴,脾也。"

(4)肺

《素问·五运行大论》中曰:"其在天为燥,在地为金,在体为皮毛,在脏为肺。"王冰注曰:"神化也。雾露清劲,燥之化也。肃杀凋零,燥之用也。岁属阳明在上,则燥化于天,阳明在下,则燥行于地者也;从革坚刚,金之体也。锋刃锯利,金之用也;柔韧包裹,皮毛之体也。渗泻津液,皮毛之用也;物乘金化则坚成;肺之形似人肩,二布叶,数小叶,中有二十四空,行列以分布诸脏清浊之气,主藏魄也。为相傅之官,治节出焉。乘乙岁,则肺与经络受邪而为病也。大肠府亦然。"《素问·六节藏象论》中亦有曰:"肺者……其华在毛,其充在皮,为阴中之太阴,通于秋气。"王冰注曰:"肺脏为太阴之气,主王于秋,昼日为阳气所行,位非阴处,以太阴居于阳分,故曰阳中之太阴,通于秋气也。《金匮真言论》曰:日中至黄昏,天之阳,阳中之阴也。"

(5)肾

《素问·五运行大论》中曰:"其在天为寒,在地为水,在体为骨,在气为坚,在脏为肾。"王冰注曰:"神化也。凝惨冰雪,寒之化也。凛冽霜雹,寒之用也。岁属太阳在上,则寒化于天,太阳在下,则寒行于地;阴气布化,流于地中,则为水泉。澄澈流衍,水之体也。漂荡没溺,水之用也;强干坚劲,骨之体也,包裹髓脑,骨之用也;柔软之物,遇寒则坚,寒之化也;肾藏有二,形如豇豆相并,而曲附于膂筋,外有脂裹,里白表黑,主藏精也。为作强之官,伎巧出焉,乘辛岁,则肾脏及经络受邪而为病。膀胱府同。"《素问·六节藏象论》中亦有曰:"肾者……其华在发,其充在骨，为阴中之少阴，通于冬气。"王冰注曰："脑者，髓之海，肾主骨髓，发者脑之所养，故华在发，充在骨也。以盛阴居冬阴之分，故曰阴中之少阴，通于冬气也。"《金匮真言论》曰："合夜至鸡鸣，天之阴，阴中之阴也。"

4. 阴阳藏泻类分人之脏腑

《素问·五脏别论》主要从阴阳天地藏泻的角度将人之脏腑分为传化之腑和奇恒之腑，以及五脏和六腑，王冰在注释中做了进一步的阐发。

首先，王冰指出，《素问》不同篇章对脏腑的认识有所不同，如他在注中曰："言互为脏腑之差异，经中犹有之矣。《灵兰秘典论》以肠胃为十二脏相使之次，《六节藏象论》云十一脏取决于胆，《五脏生成篇》云五脏之象可以类推，五脏相音可以意识。"

其次，王冰对《素问·五脏别论》中的"奇恒之腑"和"传化之腑"的区别，做了精辟的总结。如对"奇恒之腑"，王冰注曰："脑髓骨脉虽名为腑，不正与神藏为表里。胆与肝合，而不同六腑之传泻。胞虽出纳，纳则受纳清气，出则化出形容，形容之出，谓化极而生。然出纳之用有殊于六腑，故言藏而不泻，名曰奇恒之腑也。"把奇恒之腑和六腑专门做了区分，并将奇恒之腑的特点归纳为"藏而不泻"。再如对"传化之腑"，王冰注曰："言水谷入已，糟粕变化而泄出，不能久久留住于中，但当化已输泻令去而已。传泻诸化，故曰传化之腑也。"强调"输泻"是传化之腑的特点。

最后，王冰还强调了五脏和六腑的区别在于是否藏精气或泻水谷，指出五脏"精气为满，水谷为实，但藏精气，故满而不能实"；六腑"以不藏精气，但受水谷故也"。

5. 五脏合五体及其色脉诊断

《素问·五脏生成》主要论述了五脏与其所合的脉、筋、皮、肉、骨以及色、毛、发、爪、唇等方面的密切关系，还强调了五味、五色、五脉与五脏之间的相互关系。王冰在注释时从五行的角度，着重阐明了五脏合五体的原因，以及"五脏之象，可以类推"等五脏功能诊察的原理及具体内容。

首先，王冰阐明了五脏合五体的原因。比如**心**，《素问·五脏生成》原文曰："心之合，脉也，其荣色也，其主肾也。"王冰注曰："火气动躁，脉类齐同，心脏应火，故合脉也。火炎上而色赤，故荣美于面而赤色。主，谓主与肾相畏也。火畏于水，水与为官，故畏于肾。"**肺**，原文曰："肺之合，皮也，其荣毛也，其主心也。"王冰注曰："金气坚定，皮象亦然，肺脏应金，故合皮也。毛附皮革，故外荣。金畏于火，火与为官，故主畏于心也。"**肝**，原文曰："肝之合，筋也，其荣爪也，其主肺也。"王冰注曰："木性曲直，筋体亦然，肝脏应木，故合筋也。爪者筋之余，故外荣也。木畏于金，金与为官，故主畏于肺也。"**脾**，原文曰："脾之合，肉也，其荣唇也，其主肝也。"王冰注曰："土性柔厚，肉体亦然，脾脏应土，故合肉也。口为脾之官，故荣于唇。唇谓四际白色之处，非赤色也。土畏于木，木与为官，故主畏于肝也。"**肾**，原文曰："肾之合骨也，其荣发也，其主脾也。"王冰注曰："水性流湿，精气亦然，骨通精髓，故合骨也。脑为髓海，肾气主之，故外荣发也。水畏于土，土与为官，故主畏于脾也。"

其次，王冰以五行特性和生克关系为依据，详细阐释了五脏色脉的诊察原理和具体内容。《素问·五脏生成》原文曰："五脏之象，可以类推；五脏相音，可以意识；五色微诊，可以目察。能合脉色，可以万全。"王冰注释"五脏之象，可以类推"，曰："象，谓气象也。言五脏虽隐而不见，然其气象性用，犹可以物类推之，何者？肝象木而曲直，心象火而炎上，脾象土而安静，肺象金而刚决，肾象水而润下。如是皆大举宗兆，其中随事变化，象法傍通者，可以同类而推之尔。"这也是对"藏象"含义更深入的理解和阐释。接下来王冰详细注释了五脏色脉诊察原理和具体内容。王冰注释"五脏相音，可以意识"，曰："音，谓五音也。夫肝音角，心音徵，脾音宫，肺音商，肾音羽，此其常应也。然其互相胜负，声见否臧，则耳聪心敏者犹可以意识而知之。"王冰注释："五色微诊，可以目察"，曰："色，谓颜色也。夫肝色青，心色赤，脾色黄，肺色白，肾色黑，此其常色也。然其气象交互，微见吉凶，则目明智远者可以占视而知之。"王冰注释"能合脉色，可以万全"，曰："色青者，其脉弦；色赤者，其脉钩；色黄者，其脉代；色白者，其脉毛；色黑者，其脉坚。此其常色脉也。然其参校异同，断言成败，则审而不惑，万举万全。色脉之病，例如下说。"

（七）总结并丰富病因理论

《黄帝内经》以阴阳为纲，提出了病因分类的"阴阳二分法"，以及以发病原因与发病部位相结合的病因"三部分类法"，王冰在注释《素问》的过程中，对病因分类和病因理论有独到的见解，总结和丰富了《内经》的病因学理论。

1."始因气动"的病因四分法

王冰在注《素问·至真要大论》时提出了"气动有胜是谓邪"，并且基于此种"气动学说"，把病因分为四类，即"夫病生之类，其有四焉：一者始因气动而内有所成；二者不因气动而外有所成；三者始因气动而病生于内；四者不因气动而病生于外"。所谓"气动"是指脏气的紊乱，"始因气动"者，多是由于体内脏腑气机紊乱而出现的病理现象；"不因气动"者，多是因为外部自然条件的变化超出了人体自我调节能力而出现病变。这种四因分类法，将病因、病机结合在一起，不同于内因、外因、不内外因之说。

贯剑根据王冰的注，对四因分类法进行了归纳总结，在"始因气动"之下，又有"内有所成""病生于内"；"不因气动"之下，又有"外有所成""病生于外"的区别。"始因气动"之下的"内有所成"，是指因脏气之变而体内形成有形之物，如痰饮、瘀血、气结等，进而导致内结积聚、瘤气、结核、瘿瘤之类；"病生于内"，是指喜怒悲忧、饥饱劳损、思慕忧结之类等脏气内变引起的内脏疾患。"不因气动"之下的"外有所成"，是体外有形之物形成，如痈肿疮疡、痂疥疽痔等体表疾患；"病生于外"，指外部原因引起的体表疾患，如虫蛇蛊毒、风雨暑湿、冲薄坠堕之类，均系外有所伤。即如下图所示：

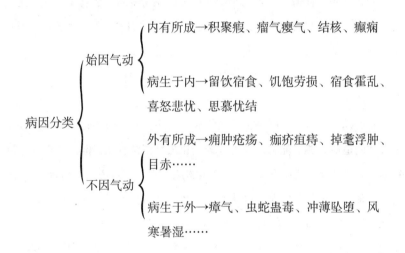

王冰关于病因的四分法，将病因、病机、病证结合起来，更加符合中医学"辨证求因"的思想，且对后世医家影响很大，明·皇甫中《明医指掌》就引用了此种病因分类方法，并做了高度评价，认为"病之所起枢机不越乎四因"。

2. 丰富病因的内涵和范围

王冰的《素问》注释中包含了丰富的病邪理论，其中病邪所涵盖的内容非常广泛，如《素问·脏气法时论》："夫邪气之客于身也，以胜相加"句下，王冰注为："邪者，不正之目。风寒暑湿饥饱劳逸皆是也，非唯鬼毒疫疠也"。王冰注所涉及的病因主要包括自然界外邪，如风寒暑湿燥邪、伏邪、热邪，以及饥饱、劳逸、七情、疫疠等常见病因。

（1）重视气候变化之病因

自然界中存在着正常的气候变化和异常的气候变化，正常的气候变化称为"六气"，包括了风寒暑湿燥火在内的六种变化，而人类生活在自然界中，与自然构成一个完整的有机整体，并随着四季寒暑的更替，自然界的气候变化会对人体造成一定的影响。如王冰在《素问·至真要大论》注中明确提出："风寒暑湿燥火，天之六气也。"六气是自然界万物生长化收藏和生长壮老已的重要条件，生命机体对此规律性气候变化已具有较强的适应和调节能力，人体阴阳、气血、脏腑、经络等的生理活动与六气的变化有着节律性的适应反应。

而后世的"六淫"则是指，六气变化时序失常，或变化过于剧烈，超过人体的适应和调节能力，或者气候变化虽然正常有序，但人体正气虚以致调节和适应能力明显下降，六气变化相对过胜，则侵入人体而致病。《素问·至真要大论》最早提出："夫百病之生也，皆生于风寒暑湿燥火，以之化之变"，王冰注曰："静而顺者为化，动而变者为变，故曰之化之变也。"而气候变化的具体规律，则在《素问·六微旨大论》中曰："帝曰：其有至而至，有至而不至，有至而太过，何也？岐伯曰：至而至者，和；至而不至，来气不及也；未至而至，来气有余也。"王冰具体注释为，"时至而气至，和平之应，此则为平岁也。假令甲子岁气有余，于癸亥岁未当至之期先时而至也；乙丑岁气不足，于甲子岁当至之期后时而至也。故曰来气不及、来气有余也。言初气之至期如此，岁气有余，六气之至皆先时；岁气不及，六气之至皆后时。先时后至，后时先至，各差十三日而应也。"原文又曰："帝曰：至而不至，未至而至，如何？岐伯曰：应则顺，否则逆。逆则变生，变则病。"王冰具体注释为："当期为应，愆时为否。天地之气生化不息，无止碍也。不应有而有，应有而不有，是造化之气失常。失常则气变，变常则气血纷扰而为病也。天地变而失常，则万物皆病。"这种异常的气候变化即"六淫"，成为了致病因素。王冰注中虽没有明确提出"六淫"一词，却详细表述了六淫的实质内涵和完整概念，至今仍有效地指导着外感病因理论的研究，也是临床审证求因之准绳。

对于六淫的致病特点，王冰在注释《素问·阴阳应象大论》所云"风胜则动，热胜则肿，燥胜则干，寒胜则浮，湿胜则濡泻"时，不仅认识到风寒暑湿燥火六气的异常变化是导致疾病发生的原因，还对六淫病因各自的致病特点进行了详尽的分析，如"风胜则动"句下，注为"风胜则庶物皆摇，故为动"，把自然界的现象风与其致病特点联系起来，抓住其核心为"动"；"热胜则肿"句下，注为"热胜则阳气内郁，故洪肿暴作，甚则荣气逆于肉理，聚为痈脓之肿。"注文除了强调痈肿与热的密切关系，还将《素问·生气通天论》中"营气不从，逆于肉腠，乃生痈肿"，即痈肿发生的另一方面的病机补充至此；"燥胜则干"句下，注为"燥胜则津液竭涸，故皮肤干燥"；"寒胜则浮"句下，注为"寒胜则阴气结于玄府，玄府闭密，阳气内攻，故为浮"；"湿胜则濡泻"句下，注为"湿胜则内攻于脾胃，脾胃受湿，则水谷不分，水谷相合，故大肠传道而注泻也。以湿内盛而泻，故谓之濡泻。"

王冰的注不但深刻明了，且便于临证应用，从而使《内经》的原文落到实处，这也为后世总结论述六淫病因的致病特点奠定了基础。此外，王冰还将《素问·太阴阳明论》里的"伤于风者，上先受之；伤于湿者，下先受之"，注释为："阳气炎上，故受风；阴气润下，故受湿。盖同气相合尔。"王冰还认识到，不同的邪气伤人，导致的发病部位不同，明·马莳在此基础上提出"邪气伤人，同气相求"，而王冰这种风邪伤上，湿邪伤下的理论，至今仍有效地指导着疾病的诊断和治疗。

　　此外，王冰对病因的认识还涉及疠气、毒邪等，如《素问遗篇·刺法论》曰："五疫之至，皆相染易，无问大小，病状相似。"《素问·五常政大论》中王冰注曰："夫毒者，皆五行标盛，暴烈之气所为也。"

（2）详尽阐明情志病因

　　中医学把人体情志情绪的变化，概括为喜怒思忧恐五志，或把情志病因总结为喜怒忧思悲恐惊七情，王冰在《素问》相关原文的注释中，详尽阐明了情志相关的病因。

　　首先，阐明了情绪情志变化产生的生理基础。如王冰在注释《素问·阴阳应象大论》中"人有五脏化五气，以生喜怒悲忧恐"时所云，"五脏，谓肝心脾肺肾。五气，谓喜怒悲忧恐。"《素问·阴阳应象大论》又曰，心"在志为喜"、肝"在志为怒"、脾"在志为思"、肺"在志为忧"、肾"在志为恐"。因此，情志活动是以五脏精气为基础而产生的，是当人体受到外界刺激之后，脏腑功能活动的一种正常外在反应。

　　其次，情绪情志变化是脏腑气血阴阳虚实失调的结果，如《素问·生气通天论》所云："因于暑，汗，烦则喘喝，静则多言。"王冰注曰："此则不能静慎，伤于寒毒，至夏而变为暑病也。烦，谓烦躁，静，谓安静，喝，谓大呵出声也。言病因于暑，则当汗泄。不为发表，邪热内攻，中外俱热，故烦躁，喘，数大呵而出其声也。若不烦躁，内热外凉，瘀热攻中，故多言而不次。"这是由于寒毒内郁化热，内扰心神而出现的情志改变。此外《素问·调经论》曰："血有余则怒，不足则恐。"王冰注曰："肝之藏也。《针经》曰'肝藏血，肝气虚则恐，实则怒。'"王冰明确指出脏腑气血虚实变化也会导致情志异常。

　　最后，情绪情志的变化还是导致脏腑气血阴阳改变的重要因素。就情志病因而言，王冰对此认识颇为深刻，如《素问·阴阳应象大论》曰："故喜怒伤气，寒暑伤形；暴怒伤阴，暴喜伤阳……怒伤肝……喜伤心……思伤脾……忧伤肺……恐伤肾。"王冰注为："五脏，谓肝心脾肺肾。五气，谓喜怒悲忧恐。然是五气更伤五脏之和气矣……喜怒之所生，皆生于气，故云喜怒伤气；寒暑之所胜，皆胜于形，故云寒暑伤形……怒则气上，喜则气下，故暴卒气上则伤阴，暴卒气下则伤阳。……虽志为怒，甚则自伤……虽志为喜，甚则自伤……虽志为思，甚则自伤……虽志为忧，过则损也……恐而不已，则内感于肾，故伤也。"王冰认为五志源自于五脏，但过度则可以导致五脏之气的阴阳失衡，从而导致疾病的发生。本段的"暴怒""暴喜"是情志病因的代表，用"暴"字也是强调情志过度的刺激可以导致人体阴阳失调而患病。此外，王冰在注释《素问·生气通天论》因"大怒"而导致的"薄厥"时也提到，"此又诫喜怒不节，过用病生也。然怒则伤肾，甚则气绝，大怒则气逆而阳不下行，阳逆故血积于心胸之内矣。"并在《素问·举痛论》关于"九气为病"的注文中，对"怒则气上"进行了详细的论述，"怒则阳气逆上而肝气乘脾，故甚则呕血及飧泄也。何以明其然？怒则面赤，甚则色苍。《灵枢经》曰：盛怒不止则伤志，明怒则气逆上而不下也……恐则阳精却上而不下流，故却则上焦闭也。上焦既闭，气不行流，下焦阴气亦还回不散，而聚为胀也。然上焦固禁，下焦气还，各守一处，故气不行也。"

由此可见，王冰在《内经》原文注释的基础上，详尽地阐明了情绪情志变化产生的基础、原因以及作为致病因素的病理特征，为后世医家研究情志病因奠定了坚实的基础。

（3）强调饮食起居失常病因

中医学非常重视人的饮食和起居，饮食是赖以生存和维持健康的基本条件，而起居是指作息及日常生活中的各个方面。无论饮食还是起居，均对于人体具有双重性，且在一定条件下，均可以成为病因：

①饮食失宜成病因：《素问·六节藏象论》中将饮食对于人体的作用进

行了描述:"五味入口,藏于肠胃,味有所藏,以养五气,气和而生,津液相成,神乃自生。"王冰对此注释为:"故味藏于肠胃,内养五气,五气和化,津液方生,津液与气相副,化成神气,乃能生而宣化也。"饮食不仅能为人体五脏提供营养物质,维持人体生命活动,还能促进人体生长发育,保持人的精神意识思维活动的正常。

但若饮食偏嗜、饥饱失常、五味太过等,又可成为病因,导致疾病发生。如在《素问·腹中论》中关于"鼓胀"复发原因的经文中,王冰注释为:"饮食不节则伤胃,胃脉者,循腹里而下行,故饮食不节,时有病者复,病气聚于腹中也。"再如,《素问·痹论》中也有关于饮食失宜,导致六腑痹的论述:"饮食自倍,肠胃乃伤",王冰注为:"脏以躁动致伤,腑以饮食见损,皆谓过用越性,则受其邪。此言六腑受邪之为痹也。"另外,如嗜食肥甘厚味,会导致以下《素问·生气通天论》中所云病证:"高粱之变,足生大丁,受如持虚"。王冰对于嗜食膏粱厚味的病因,结合发病机理做了恰如其分的注释:"高,膏也。粱,粱也……膏粱之入,内多滞热,皮厚肉密。故内变为丁矣,外湿既侵,中热相感,如持虚器,受此邪毒,故曰受如持虚。"如若进食过饱或饮酒过度,则会导致《素问·生气通天论》中如下疾病,"因而饱食,筋脉横解,肠澼为痔。因而大饮,则气逆。"王冰对于这种病因引发疾病的机制,注释为"甚饱则肠胃横满,肠胃满则筋脉解而不属,故肠澼而为痔也……饮多则肺布叶举,故气逆而上奔也。"此外,《素问·奇病论》中也提到消渴和饮食失宜的关系:"此人必数食甘美而多肥也,肥者令人内热,甘者令人中满,故其气上溢,转为消渴。"王冰详尽地注释为:"食肥则腠理密,阳气不得外泄,故肥令人内热。甘者性气和缓而发散逆,故甘令人中满。然内热则阳气炎上,炎上则欲饮而咽干。中满则陈气有余,有余则脾气上溢,故曰其气上溢,转为消渴也。"

《内经》认为饮食五味阴阳属性不同,也各有不同的作用,五味分别属于五脏，对五脏及阴精分别具有滋养的作用；但如果饮食五味太过，又会伤及五脏及所藏阴精，即《素问·生气通天论》中所云："阴之所生，本在五味。阴之五宫，伤在五味"。如果长期偏嗜于某一味，就会造成五脏阴精受损。王冰对此注释为："言五脏所生，本资于五味；五味宣化，各凑于本宫。虽因五味以生，亦因五味以损。正为好而过节，乃见伤也。"而五味对于五脏的具体损伤，可见于《生气通天论》和《五脏生成论》原文中，如《素问·生气通天论》中曰："是故味过于酸，肝气以津，脾气乃绝。味过于咸，大骨气劳，短肌，心气抑。味过于甘，心气喘满，色黑，肾气不衡。味过于苦，脾气不濡，胃气乃厚。味过于辛，筋脉沮弛，精神乃央。"王冰主要从五味入五脏的角度认识，如果五味偏嗜太过，就会造成与之相应的内脏功能失调，久之则损伤其他脏腑而发生疾病，主要从五脏之间五行相克的角度进行注释，如"木制土也"……"土抑水也"等。《素问·五脏生成论》中则曰："多食咸，则脉凝泣而变色；多食苦，则皮槁而毛拔；多食辛，则筋急而爪枯；多食酸，则肉胝胎而唇揭；多食甘，则骨痛而发落，此五味之所伤也。"王冰注释为："心合脉，其荣色，咸益肾，胜于心，心不胜，故脉凝泣，而颜色变易也。肺合皮，其荣毛，苦益心，胜于肺，肺不胜，故皮枯槁，而毛拔去也。肝合筋，其荣爪，辛益肺，胜于肝，肝不胜，故筋急而爪干枯也。脾合肉，其荣唇，酸益肝，胜于脾，脾不胜，故肉胝胎，而唇皮揭举也。肾合骨，其荣发，甘益脾，胜于肾，肾不胜，故骨痛而发堕落。五味入口，输于肠胃，而内养五脏，各有所欲，欲则互有所伤。"所以说王冰的注阐述了正常有序的饮食是人体赖以生存的物质基础，可以为机体提供脏腑功能活动中必需的精气血津液，但饮食失宜则会损伤脏腑功能，表现出一系列相应的病理状态，成为致病因素，体现了饮食与机体形态的辩证观。

　　②起居失常成病因：起居是指作息及日常生活中的各个方面，对于人

体来讲也具有两面性。规律地生活可以使人体气血阴阳和调，脏腑功能正常；若起居无常，必扰及人体阴阳，阴阳失衡而发病。所以在《素问·上古天真论》中特别强调"起居有常"，可"尽终其天年"，若"起居无常"，则"半百而衰也。"王冰对此注释为："起居者，动止之纲纪，故修养者谨而行之。"起居调摄科学与否，直接影响人的寿夭。人们生活起居的规律应随着昼夜的更替和季节的变化相应调整。如《素问·生气通天论》中曰："阳气一日而主外，平旦人气生，日中而阳气隆，日西而阳气已虚，气门乃闭。是故暮而收拒，无扰筋骨，无见雾露，反此三时，形乃困薄。"王冰在详细地分析了阳气在一日之中的运行规律后，注释道："皆所以顺阳气也。阳出则出，阳藏则藏，暮阳气衰，内行阴分，故宜收敛以拒虚邪。扰筋骨则逆阳精耗，见雾露则寒湿俱侵，故顺此三时，乃天真久远也。"《素问·四气调神大论》中有关于随着季节的变化调摄起居的论述：春三月要"夜卧早起，广步于庭"；夏三月要"夜卧早起，无厌于日"；秋三月要"早卧早起，与鸡俱兴"；冬三月要"早卧晚起，必待日光"。王冰根据一年四季阴阳转化的规律注释为：春三月"温气生，寒气散，故夜卧早起，广步于庭"；夏三月"缓阳气则物化，宽志意则气泄，物化则华英成秀，气泄则肤腠宣通。时令发阳，故所爱亦顺阳而在外也。"秋三月"惧中寒露故早卧，欲使安宁故早起。"冬三月"早卧晚起"的原因是"避于寒也"。若生活起居违背了自然界阴阳的交替规律，会产生一系列相应的病理症状。如《素问·生气通天论》曰："起居如惊，神气乃浮。"王冰注释为："起居如惊，谓暴卒也……若起居暴卒，驰骋荒佚，则神气浮越，无所绥宁矣。"而对本篇提及的"煎厥"病证，进行注释时指出其发病的原因与起居有关，"此又诚起居暴卒，烦扰阳和也。然烦扰阳和，劳疲筋骨，动伤神气，耗竭天真，则筋脉膜胀，精气竭绝，既伤肾气，又损膀胱，故当于夏时，使人煎厥。"由此可见，日常起居对人体的健康极为重要，强调人们应该随着自然界阴阳的转化调摄好生活作息，尽享天年。

（4）阐释动静劳逸失宜病因

《素问·阴阳应象大论》曰："天地之动静，神明为之纲纪，故能以生长收藏，终而复始。"说明动与静是自然界包括人体在内的生命运动的两种不同形式，是人体健康生存的必要条件。

王冰在注《素问·生气通天论》里的"阳气者，精则养神，柔则养筋"句时，提出"动静失宜，则生诸疾"；在注释《素问·经脉别论》里的"生病起于过用"时，提出"不适其性而强云为过，即病生，此其常理。五脏受气盖有常分，用而过耗，是以病生"。可见在日常生活中，劳逸有度，动静相宜，才能维持人体的健康。无论是劳动还是体育锻炼，在适度的情况下，有利于气血运行，并可增强体质。同理适度的"逸"即休息，不仅可以消除疲劳，恢复体力和脑力，也是维持人体正常的功能活动的基础。但若劳逸过度，则会导致脏腑气血的失常而引发疾病。

《素问》中提及的劳逸失宜病因，包括了过度安逸以及过劳的几个方面，过劳主要包括劳力过度、劳神过度和房劳过度三个方面，王冰在注释中对过劳的这几个方面均有论述：

①劳力过度：《素问·调经论》中曰："有所劳倦，形气衰少。"王冰简明地注释为："甚用其力，致劳倦也。"《素问·举痛论》原文："劳则喘息汗出，外内皆越，故气耗矣"，王冰注释时提出："疲力役则气奔速，故喘息。气奔速则阳外发，故汗出。然喘且汗出，内外皆踰越于常纪，故气耗损也。"《素问·经脉别论》中曰："持重远行，汗出于肾"；"摇体劳苦，汗出于脾。"王冰注曰："骨劳气越，肾复过疲，故持重远行汗出于肾也。""摇体劳苦，谓动作施力，非疾走远行也。然动作用力，则谷精四布，脾化水谷，故汗出于脾也。"王冰认为劳力过度，是指劳动、劳倦超过了自身限度，即"甚用其力""疲力""骨劳""摇体劳苦"，从而导致人体出现"气耗""喘

息汗出"等脾肾功能受到影响的病理表现。

此外，长时间从事某种活动，或保持一种姿势劳作，也容易造成机体损伤而导致疾病的发生。《素问·宣明五气》曰："久视伤血，久卧伤气，久坐伤肉，久立伤骨，久行伤筋，是谓五劳所伤。"王冰分别注释为："劳于心也，劳于肺也，劳于脾也，劳于肾也，劳于肝也。"注释根据情况对久劳所伤的脏腑进行了具体总结。

②劳神过度：《素问·举痛论》曰："思则心有所存，神有所归，正气留而不行，故气结矣。"王冰注曰："系心不散，故气亦停留。"劳神太过，主要影响心所藏之神，与心关系密切，因此王冰注释中提出"系心"，由于心主血脉，藏神志，又是人的认知思维过程的起点，因此思虑无度，也会劳伤心神，神失所养而不安，出现心悸心烦，失眠多梦，头晕健忘等症。

③房劳过度：《素问·生气通天论》曰："因而强力，肾气乃伤，高骨乃坏。"王冰注释详尽，把强力理解为房劳，曰："强力，谓强力入房也。高骨，谓腰高之骨也。然强力入房则精耗，精耗则肾伤，肾伤则髓气内枯，故高骨坏而不用也。"《素问·痿论》中曰："入房太甚，宗筋强纵，发为筋痿，及为白淫。"王冰注为："施泻劳损，故为筋痿及白淫也。"《素问·腹中论》亦曰："若醉入房中，气竭肝伤，故月事衰少不来也。"王冰注释为："夫醉则血脉盛，血脉盛则内热，因而入房，髓液皆下，故肾中气竭也。肝藏血以养人，脱血，故肝伤也。然于丈夫，则精液衰乏；女子，则月事衰少而不来。"王冰注释中，房劳过度主要影响肾精、高骨、宗筋、月事，从而导致临床中常见的腰膝酸软，头晕耳鸣，精神萎靡，性机能减退，或遗精，早泄，阳痿，女子月经不调，不孕育等病证。

④过度安逸：人体若安闲太过，长期不劳动，又不从事体育锻炼，易导致人体气血运行不畅，脾胃功能减弱，出现食少乏力，精神不振，肢体软弱，臃肿肥胖，或继发它病。如《素问·宣明五气》中曰："久卧伤气，

久坐伤肉。"王冰注释为："劳于肺也""劳于脾也"。另外，过度安逸还会使人精神懒散，意志消沉，从而导致七情内伤之病。

（八）多角度阐释病机有创见

《素问》对于病机的认识和阐释，主要是从阴阳盛衰、表里内外、寒热虚实等几个方面把复杂的病变机制进行概括，王冰在注释上述病机的基础上，还从人体的气机出入升降失常、寒热水火、人火龙火等几个方面加以论述，这些论述都是唐以前医学家未曾涉及的问题。

1. 深入分析人体阴阳病机

阴阳失调是阴阳消长失去平衡协调的总称，《内经》也称"阴阳不和"或"阴阳不调"，是病机的最高纲领，也是治疗的最高准则。阴阳失调的病理变化甚为复杂，但其主要表现不外乎阴阳的偏盛、偏衰、逆乱、格拒、转化、亡失等六个方面。

（1）阴阳盛衰

阴或阳的偏盛，主要表现为"邪气盛则实"的实证。正如《素问·阴阳应象大论》中曰："阳胜则身热，腠理闭，喘粗为之俯仰，汗不出而热，齿干，以烦冤，腹满死，能冬不能夏。阴胜则身寒，汗出，身常清，数慄而寒，寒则厥，厥则腹满死，能夏不能冬。"王冰言简意赅地总结为："是太过而致也。""阳胜故能冬，热甚故不能夏。""阴胜故能夏，寒甚故不能冬。"所以阳偏盛的病理特征为实热，阴偏盛的病理特征为实寒。

阴或阳的偏衰，主要表现为"精气夺则虚"的虚证。如《素问·调经论》中曰："阳虚则外寒，阴虚则内热。"此外，阴虚或阳虚日久可互损，出现"阴阳两虚"。如明·汪绮石《理虚元鉴》所云："阴虚之久者，阳亦虚，终是阴虚为本。""阳虚之久者，阴亦虚，终是阳虚为本。"《灵枢·根结》也有"阴阳气俱不足"的说法。王冰也认识到了由于机体本身阴阳的偏衰而导致人体出现的病症。如《素问·逆调论》曰："是人多痹气，阳气少，阴气多，故身寒如从水中出。"王冰注曰："言自由形气阴阳之为是，非衣寒而中有寒也。"解释"肉烁"病形成的机理时，又曰："水为阴，火为阳，今阳气有余，阴气不足，故云少水不能灭盛火也。"

（2）阴阳逆乱与阴阳格拒

阴阳之气运行紊乱，便会导致疾病的发生。故《素问·至真要大论》中曰："夫阴阳之气，清静则生化治，动则苛疾起。"王冰对此注释曰："动，谓变动常平之候而为灾眚也。苛，重也。"阐述了阴阳之气的逆乱导致疾病的发生。《素问·阴阳应象大论》中更是论述了脏腑阴阳之气的升降失常导致的病证："清气在下，则生飧泄，浊气在上，则生䐜胀。此阴阳反作，病之逆从也。"王冰注曰："热气在下，则谷不化，故飧泄；寒气在上，则气不散，故䐜胀。何者？以阴静而阳躁也。反，谓反复。作，谓作务。反复作务，则病如是。"

阴阳格拒指阴阳任何一方亢盛至极而将另一方排斥在外，以致阴阳之气不相顺接，相互格拒的一种病理状态。如《素问·六节藏象论》云："人迎……四盛已上为格阳。寸口……四盛已上为关阴。"王冰注释曰："人迎……四倍已上，阳盛之极，故格拒而食不得入也……阴脉法也……四倍已上，阴盛泛极，故关闭而溲不得通也。"《灵枢·脉度》也云："阳气太盛，则阴气弗能荣也，故曰格……阴气太盛，则阳气不能荣也，故曰关。"阴阳格拒的病理要素有二：一是阴或阳盛极，二是阴阳之间交通障碍。

（3）阴阳转化与离决

阴阳转化，指阴阳失调病变在一定条件下，疾病性质向相反方向转化的病理过程，如《素问·阴阳应象大论》曰："重寒则热，重热则寒。"王冰简要地注释为："物极则反。"准确地表述了阴阳转化必须具备一定的条件，即"极"或"重"，有助于更透彻地理解《内经》原文，便于临床应用。《灵枢·论疾诊尺》亦云："重阴必阳，重阳必阴；故阴主寒，阳主热，故寒甚则热，热甚则寒；故曰寒生热，热生寒，此阴阳之变也。"

阴阳离决是指阴阳双方失去了相互资生、相互制约的联系而走向分离、决裂乃至解体的危重病理变化和状态，是最严重的阴阳失调。如《素问·生气通天论》曰："阴阳离决，精气乃绝。"王冰注释曰："若阴不和平，阳不闭密，强用施泻，损耗天真，二气分离，经络决惫，则精气不化，乃绝流通也。"

（4）寒热水火之论深化阴阳病机

《素问》认为阴阳的盛衰会导致机体出现寒热的变化，王冰则运用寒热水火这些容易理解的概念，来解释阴阳之间复杂的互为消长的关系。在正常的生理条件下，人体寒热水火平衡；在异常的生理条件下，寒热水火偏盛偏衰。王冰在《素问·至真要大论》注中曰："大寒而甚，热之不热，是无火也……大热而甚，寒之不寒，是无水也。"精辟地论述了寒热水火两种不同性质的病机变化实质，要求医生必须透过现象看本质，或"当助其心"，或"当助其肾"，而绝不要被假象所迷惑。接着王冰又举临床实例，阐明寒热水火病机变化与脏腑密切相关，所谓"心盛则生热，肾盛则生寒，肾虚则寒动于中，心虚则热收于内。又热不得寒，是无水也，寒不得热，是无火也。夫寒之不寒，责其无水，热之不热，责其无火。热之不久，责心之虚，寒之不久，责肾之少。"

在寒热水火认识的基础上，王冰还提出关于"人火""龙火"病机之论，这也是王冰的创见。他在《素问·至真要大论》注中曰："夫病之微小者，犹人火也。"用正治法，所谓"遇草而焫，得木而燔，可以湿伏，可以水灭，故逆其性气以折之攻之"。又云："病之大甚者，犹龙火也。"要以火治"火"，宜用补法从治，所谓"得湿而炎，遇水而燔，不知其性以水湿折之，适足以光焰诣天，物穷方止矣。识其性者，反常之理，以火逐之，则焰灼自消，焰光自灭"。王冰"龙火"病机之论的提出，是中医学研究肾阳和命门学说在理论上的一个突破，唐以后的医家根据王冰的"龙火"理论，提出在正常的生理条件下，肾有"真火""命火"，认为此火是肾的生理功能之一，这为明朝出现的温补派打下了思想基础，也为今天中医学中温补命火的治则提供了理论根据。

2. 阐发人体两种虚实病机

王冰在注释《素问》原文时所论人体的虚实病机，主要包括两个方面：一是以气血分布状态论虚实；二是以邪正盛衰论虚实。

（1）以气血分布状态论虚实

气血分布状态，是指经脉之中的气血在不同的病理活动状态下其分布有所差异，然后根据其不同的气血分布以判断某一局部是"虚"或者是"实"。如《素问·调经论》中云："气血以并，阴阳相倾，气乱于卫，血逆于经，血气离居，一实一虚……气之所并为血虚，血之所并为气虚……有者为实，无者为虚，故气并则无血，血并则无气，今血与气相失，故为虚焉。"

王冰根据气血的循行规律，注释曰："卫行脉外，故气乱于卫，血行经内，故血逆于经。血气不和，故一虚一实……气并于血则血少，故血虚，血并于气则气少，故气虚……气并于血，则血无，血并于气，则气无。气并于血，则血失其气，血并于气，则气失其血，故曰血与气相失。"由此可见，气血相互并聚，导致了虚实的病机发生，而"气乱于卫，血逆于经，血气离居"是气血相互并聚的三种情况，这三种情况均有或虚或实两个方面，故曰："一实一虚"。在气血相互并聚的情况下，判断其虚或实的标准是：血与气相并为实，血与气相失为虚。在血与气相失的情况下，又有虚实之分，如有气血偏盛的一面就叫实，无气血偏盛的一面就称虚，故王冰曰："气并则无血，血并则无气。"这种认识对于解释经脉气血运行紊乱病证的病机以及针灸、推拿等治病原理、原则、方法等方面，有着重要学术价值。

（2）据脏腑论邪正盛衰虚实

从邪正盛衰的角度而论，实乃邪气亢盛居于主导地位的病理变化，虚则是正气不足居于主导地位的病理变化，决定着疾病的虚实性质。如《素问·通评虚实论》曰："邪气盛则实，精气夺则虚"。王冰对"精气夺"做了注释："夺，谓精气减少，如夺去也。"所以"虚"是指正气不足，主要表现为机体的精、气、血、津液不足和功能衰弱，脏腑经络的功能减退，抗病力低下，正邪斗争不剧烈的病理反应。"实"，是指邪气亢盛，主要表现为邪盛正不虚，邪正斗争剧烈，病理反应呈亢奋激烈状态。

此外《素问·玉机真脏论》提到了临床中的"五实"和"五虚"："脉盛，皮热，腹胀，前后不通，闷瞀，此谓五实。脉细，皮寒，气少，泄利前后，饮食不入，此谓五虚。"王冰结合临床实践，将"五实"和"五虚"的表现进行了脏腑定位，注释曰："实，谓邪气盛实。然脉盛，心也；皮热，肺也；腹胀，脾也；前后不通，肾也；闷瞀，肝也。虚，谓真气不足也。然脉细，心也；皮寒，肺也；气少，肝也；泄利前后，肾也；饮食不入，脾也。"详细地指出正气不足和邪气盛实的五脏虚实状态。当然这是最基本的病机，可以产生单纯或虚或实的病证表现，但随着邪正斗争的消长盛衰，在某些长期、复杂的疾病发展过程中，还会出现虚实错杂、虚实转化及虚实真假等方面的病机变化。

3. 论人体气血津液失常病机

人体的气血津液，既是脏腑经络等组织器官功能活动的产物，同时也是其进行功能活动的物质基础。若气血津液失常，必然会影响人体各种生理功能，从而导致疾病发生。

（1）重视气血失常之病机

《素问·调经论》曰："血气不和，百病乃变化而生。"王冰注释曰："血气者人之神，邪侵之则血气不正，血气不正，故变化而百病乃生矣。"其注释强调了气血的失常也是疾病过程中最普遍的病机，也是脏腑、经络、形体官窍等疾病的病理基础。

①气失常的病机。主要包括气虚以及气的失调。王冰对于气虚形成的原因有着深刻的理解，认为主要与脾气虚和肺气不足密切相关。如在注释《素问·刺志论》里的"谷盛气盛，谷虚气虚"时，王冰曰："故谷气虚实，占必同焉。候不相应，则为病也。"充分说明后天饮食失宜，导致气的生化乏源，从而出现虚病证。在《素问·举痛论》中注释"劳则气耗"句时，曰："然喘且汗出，内外皆踰越于常纪，故气耗损也。"注释《素问·宣明五气》中"久卧伤气"时，亦曰："劳于肺也。"认为劳逸的失度，是正气耗损的又一病因。无论是气的生成化源不足，还是耗损得太过，均会导致气的量不足或者功能上的减退，达不到维持正常生命活动所需要的能量，表现出神疲乏力，头昏自汗，声低息短，饮食减少，舌淡脉虚等功能低下的病理状态。

气机失调是指人体气机运动（升降出入）失常的病理，也是人体疾病的基本病机之一。《素问·举痛论》中有"百病生于气也"之说，王冰的认识则更为详尽，他解释了气机异常的具体状态："夫气之为用，虚实、逆顺、缓急皆能为病。"因此，气机失调的范围非常广泛，根据气的运动形式异常的规律，可概括为气滞、气逆、气陷、气闭、气脱。如气滞，《素问·举痛论》曰："寒则腠理闭，气不行，故气收矣。"王冰注释曰："身寒则卫气沉，故皮肤文理及渗泄之处，皆闭密而气不流行，卫气收敛于中而不发散也。"《素问·举痛论》中又曰："思则心有所存，神有所归，正气留而不行，故气结矣。"王冰注曰："系心不散，故气亦停留。"由此可见，气滞不仅可因寒邪而导致，还可因情志不遂，思虑过度等原因导致，此外痰饮、瘀血、宿食等内邪的阻滞，也是重要的致病因素，临床可表现为以疼痛、胀闷等为特征的一系列病证。再如气逆，《素问·举痛论》曰："怒则气逆，甚则呕血及飧泄，故气上矣。"王冰注释曰："怒则阳气逆上而肝气乘脾，故甚则呕血及飧泄也。何以明其然？怒则面赤，甚则色苍。《灵枢经》曰：'盛怒而不止则伤志。'明怒则气逆上而不下也。"详细解释了"怒则气上"的机理，气的上升太过或下降不足，可由情志所致，常见于肺、胃、肝等脏腑。另如气陷，《素问·脏气法时论》曰："脾病者……虚则腹满肠鸣，飧泄食不化"。王冰引用《灵枢经》之语加以注释："中气不足，则腹为之善满，肠为之善鸣。"认识到了脾虚气陷的具体病理变化。再如气闭，《素问·缪刺论》中提及的"尸厥"，王冰释曰："然阴气盛于上，则下气熏上而邪气逆，邪气逆则阳气乱，阳气乱则五络闭结而不通，故其状若尸也。以是从厥而生，故或曰尸厥。"解释了尸厥是气机闭阻后出现的严重病理状态。此外还有气脱，《素问·诊要经终论》曰："太阳之脉，其终也，戴眼反折，瘛疭，其色白，绝汗乃出，出则死矣。"这就是经脉气脱之例，王冰注释曰："绝汗，谓汗暴出如珠而不流，旋复干也。太阳极则汗出，故出则死。"指明了随着汗液的大量外泄，气随津脱导致气脱之危证。

　　②血失常的病机。主要包括血虚、血瘀和血溢三类。比如血虚，王冰认为，出血过多可造成多种血虚病证，且男女之证不尽相同。如《素问·腹中论》曰："病名血枯，此得之年少时有所大脱血，若醉入房中，气竭肝伤，故月事衰少不来也。"王冰注释曰："出血多者，谓之脱血，漏下、鼻衄、呕吐、出血皆同焉……肝藏血以养人，脱血故肝伤也。然于丈夫，则精液衰乏；女子，则月事衰少而不来。"再如血瘀，《内经》中并无"血瘀"或"瘀血"之名，而有"恶血""留血""衃血""血凝""结血""宛陈"等。如《素问·离合真邪论》曰："夫邪之入于脉也，寒则血凝泣。"《素问·痹论》曰："病久入深，营卫之行涩。"描述了产生血瘀的原因。而具体的症状表现，如《素问·刺禁论》曰："刺气街中脉，血不出，为肿鼠

仆";《素问·缪刺论》云："恶血留内，腹中满胀，不得前后";《素问·至真要大论》曰："血脉凝泣，络满色变，或为血泄";《素问·调经论》曰："寒独留则血凝泣，凝则脉不通，其脉盛大以涩。"王冰对这些原文均未加详细的注释，可见，他已明确认识到此为医者皆知的常识，临床上已广泛应用。再如血溢即出血，如《素问·刺禁论》中云："刺臂太阴脉，出血多立死。"王冰注释曰："臂太阴者，肺脉也。肺者，主行荣卫阴阳，治节由之。血出多则荣卫绝，故立死也。"王冰的注详细说明了误刺而致络脉破损，大出血而死的病证。再如《素问·调经论》曰："孙络外溢，则经有留血。"王冰注释曰："络有邪，盛则入于经，故云孙络外溢，则经有留血。"说明了邪气阻络可迫血外溢。

（2）详注脏腑与津液失常

津液失常通常是指津液代谢过程的失常，涉及津液的生成、输布和排泄三个基本环节，主要表现为津液不足和水湿停聚两个方面。如津液不足，《素问·风论》曰："泄风之状，多汗，汗出泄衣上，口中干，上渍其风，不能劳事，身体尽痛则寒。"王冰注释曰："上渍，谓皮上湿如水渍也，以多汗出故尔。汗多则津液涸，故口中干。形劳则汗出甚，故不能劳事。身体尽痛，以其汗多，汗多则亡阳，故寒也。"详细描述了多汗造成的津液枯涸的病理症状。再如水湿停聚，《素问·水热穴论》曰："肾者，胃之关也，关门不利，故聚水而从其类也。"王冰注释曰："关者，所以司出入也，肾主下焦，膀胱为府，主其分注关窍二阴，故肾气化则二阴通，二阴闭则胃填满，故云肾者胃之关也。关闭则水积，水积则气停，气停则水生，水生则气溢，气水同类，故云关闭不利，聚水而从其类也。"《素问·气厥论》中曰："肺移寒于肾，为涌水。涌水者，按腹不坚，水气客于大肠，疾行则鸣濯濯，如囊裹浆，水之病也。"王冰对其机理进行分析，注释曰："肺藏气，肾主水，夫肺寒入肾，肾气有余，肾气有余则上奔于肺，故云涌水也。大肠为肺之府，然肺肾俱为寒薄，上下皆无所之，故水气客于大肠也。肾受凝寒，不能化液，大肠积水而不流通，故其疾行，则肠鸣而濯濯有声，如囊裹浆而为水病也。"另如《素问·至真要大论》中曰："诸湿肿满，皆属于脾。"王冰注释曰："土薄则水浅，土厚则水深，土平则干，土高则湿，湿气之有，土气同之。"总之，从王冰的注释中可知，他已经认识到脏腑功能障碍会导致津液输布失常，并见水湿的停聚。

4. 拓展六淫病机特点和内涵

六淫之邪作为外感病因，具有相兼性，既可以单独侵袭人体发病，又可以两种以上相兼致病，相兼之邪，常见依风相合，或同类相兼。如《素问·痹论》中曰："风寒湿三气杂至，合而为痹也。"王冰注释曰："虽合而为痹，发起亦殊也。"注释中王冰认识到风、寒、湿三种邪气可以相兼为病，共同侵犯人体导致痹证的发生，但邪气不同，有所偏胜，发病各有特征。六淫邪气还具有伏而后发的特点，有时邪气侵入人体，并不立即发病，而是郁伏于体内，经过一段时间，到一定的季节适时而发病。如《素问·阴阳应象大论》曰："冬伤于寒，春必病温。"王冰在注释此句时，也提出，"夫伤于四时之气皆能为病，以伤寒为毒者，最为杀厉之气。中而即病，故曰伤寒。不即病者，寒毒藏于肌肤，至春变为温病，至夏变为暑病。故养生者必慎伤于邪也。"此外六淫邪气还具有季节性、转化性、地域性等特征，而风、寒、暑、湿、燥、火六淫也具备各自的性质和致病特点，《内经》以五行为工具，通过四季的气象、物象以及临床表现等显示其性质和特点。

（1）风邪性质和致病特点

①风为阳邪易袭阳位：《素问·太阴阳明论》曰："故阳受风气……伤于风者，上先受之。"王冰对此认识也较为深刻，注释曰："同气相求尔……阳气炎上，故受风。"正因为风为阳邪，所以伤及人体常易犯阳位，即王冰所

谓"同气相求尔";再者风性具有轻扬、升散、向上、向外、开泄的特征，易使人体腠理疏松，汗液外泄。感受风邪，则多见头面、鼻咽、肌表、肺脏等部位的病证。如《素问·风论》云："风气藏于皮肤之间，内不得通，外不得泄。"王冰注释曰："腠理开疏则邪风入，风气入已，玄府闭封，故内不得通，外不得泄也。"《素问·骨空论》曰："风从外入，令人振寒，汗出头痛，身重恶寒。"王冰注释中分析曰："风中身形，则腠理闭密，阳气内拒，寒复外胜，胜拒相薄，荣卫失所，故如是。"以上可见王冰注中均对风邪的属性及侵犯人体的部位等规律做了总结和概括。

②风性主动，善行而数变：《素问·阴阳应象大论》曰："风胜则动。"王冰注释此句时，结合了自然现象，"风胜则庶物皆摇，故为动。"《素问·至真要大论》曰："诸暴强直，皆属于风。"王冰注释其机理为："阳内郁而阴行于外。"运用阴阳之间的关系，概括了风邪致病的又一特性。此外风邪还具有"善行""数变"的特点，如病位游移，行无定处，变幻无常，发病迅速等。如《素问·痹论》曰："其风气胜者为行痹。"王冰注释曰："风则阳受之，故为痹行。"《素问·风论》中亦曰："风者善行而数变，腠理开则洒然寒，闭则热而闷。"王冰注释曰："洒然，寒貌。闷，不爽貌。腠理开则风飘扬，故寒。腠理闭则风混乱，故闷。"由此可见，王冰根据自然界风的特性，并结合临床的体会，对其善行且数变的特性描述得形象且细致入微。

③风为百病之长：风为百病之长，是指风邪常为外邪致病的先导，易兼他邪同时致病，如外感风寒、风热、风湿等；且风邪致病部位广泛，变化多端。如《素问·风论》曰："故风者百病之长也，至其变化，乃为他病也，无常方，然致有风气也。"王冰注释云："长，先也，先百病而有也。"《素问·骨空论》中亦曰："风者百病之始也。"王冰注释曰："始，初也。"由此可见，王冰已明确认识到风邪致病的先导作用，为后世临床应用奠定

了认识基础。

（2）寒邪性质和致病特点

①寒为阴邪，易伤阳气：如《素问·调经论》曰："阳受气于上焦，以温皮肤分肉之间，今寒气在外，则上焦不通，上焦不通，则寒气独留于外，故寒慄。"王冰对此简要地注释为："慄，谓振慄也。"王冰的注释虽然简单，但是把寒邪伤及人体卫阳之气，出现恶寒的临床表现描述的非常形象。另如《素问·至真要大论》亦云："诸病水液，澄澈清冷，皆属于寒。"王冰对此注释为："上下所出，及吐出尿出也。"把"澄澈清冷"的具体临床表现进行了举例。再如《素问·阴阳应象大论》曰："寒胜则浮。"王冰注释曰："寒胜则阴气结于玄府，玄府闭密，阳气内攻，故为浮。"由此可见，王冰对寒邪伤阳的特性以及临床表现有着深刻的体会和认识。

②寒性收引凝滞：寒邪侵袭人体，可导致气机的收敛，故腠理、经络、筋脉等收缩而挛急。如《素问·举痛论》曰："寒气客于脉外则脉寒，脉寒则缩踡，缩踡则脉绌急，则外引小络，故卒然而痛，得炅则痛立止。"王冰注释曰："脉左右环，故得寒则缩踡而绌急，缩踡绌急则卫气不得通流，故外引于小络脉也。卫气不入，寒内薄之，脉急不纵，故痛生也。得热，则卫气复行，寒气退辟，故痛止。"《素问·举痛论》又曰："寒则腠理闭，气不行，故气收矣。"王冰注释曰："身寒则卫气沉，故皮肤文理及渗泄之处皆闭密而气不流行，卫气收敛于中而不发散。"正是由于寒邪的这一特点，当侵犯人体不同部位时，就会现出多种"收引"的症状。此外寒邪还具有凝滞的特点，阴寒之邪偏盛，阳气受损，就会导致气血津液的凝结、阻滞不通，从而产生疼痛、积聚等病证。正如《素问·举痛论》中曰："寒气入经而稽迟，泣而不行，客于脉外则血少，客于脉中则气不通，故卒然而痛。"经文之后又详细介绍了疼痛的不同类型，"寒气客于小肠膜原之间，络血之中，血泣不得注于大经，血气稽留不得行，故宿昔而成积矣。"王冰注释

云："言血为寒气之所凝结而乃成积。"再如《素问·痹论》曰："痛者，寒气多也，有寒故痛也。"王冰注释曰："风寒湿气客于分肉之间，迫切而为沫，得寒则聚，聚则排分肉，肉裂则痛，故有寒则痛也。"

（3）暑邪性质和致病特点

①暑为阳邪性炎热：如《素问·生气通天论》曰："因于暑，汗，烦则喘喝，静则多言。"王冰注释曰："言病因于暑，则当汗泄。不为发表，邪热内攻，中外俱热，故烦躁、喘、数大呵而出其声也。若不烦躁，内热外凉，瘀热攻中。故多言而不次也。"王冰将暑邪由火热之气所化属阳邪的特点，描述得非常详细，正是暑邪侵犯人体的炎热燔灼之象。此外，暑邪与温热之邪，均属于阳邪，但二者之间有着明显区别，正如《素问·热论》中曰："先夏至日者为病温，后夏至日者为病暑。"王冰注释曰："阳热未盛，为寒所制，故为病曰温。阳热大盛，寒不能制，故为病曰暑。"王冰的注，明确说明了暑与温热之邪性质相同，且因节气的不同而有所区别。

②暑性升散伤津耗气：暑为阳邪，阳性升发，可致腠理开泄而多汗。《素问·生气通天论》曰："因于暑，汗……"汗出过多，则耗伤津液，出现口渴喜饮，尿赤短少等，若气随津泄，又可见气短乏力，精神疲惫等气虚之证。如《素问·刺志论》曰："气虚身热，得之伤暑。"王冰注释曰："热伤气，故气虚身热。"

③暑邪多夹湿：如《素问·生气通天论》曰："湿热不攘，大筋软短，小筋弛长，软短为拘，弛长为痿。"王冰注释曰："热气不释，兼湿内攻，大筋受热则缩而短，小筋得湿则引而长，缩短故拘挛而不伸，引长故痿弱而无力。"

（4）湿邪性质和致病特点

①湿为阴邪阻气机伤阳气：湿为阴邪，"阴胜则阳病"，因此湿邪侵袭人体，不仅阻遏气机，还可损伤机体阳气。而人体脾主运化、喜燥而恶湿，

故外感湿邪，常先困脾，从而致脾阳不振，运化无权，水湿停聚，产生腹泻、尿少、水肿、腹水等病证。正如《素问·至真要大论》曰："诸湿肿满，皆属于脾。"王冰注释曰："土薄则水浅，土厚则水深，土平则干，土高则湿，湿气之有，土气同之。"将自然界土与水的关系，形象类比了人体脾土与湿邪的关系。《素问·六元正纪大论》亦曰："湿胜则濡泄，甚则水闭胕肿。"王冰注释曰："濡泄，水利也。胕肿，肉泥，按之陷而不起也。水闭，则逸于皮中也"，详细描述了湿邪停聚所导致的病证。

②湿性重浊黏滞易袭阴位：湿邪为重浊有质之邪，且性质黏腻停滞，其临床病症多表现为肢体沉重强痛，分泌物、排泄物量多，秽浊不清等。如《素问·生气通天论》曰："因于湿，首如裹。"王冰简要地注释为："表热为病，当汗泄之。反湿其首，若湿物裹之。"注释虽简单，但却把湿邪侵犯清窍所出现的重浊感描述的非常形象。《素问·至真要大论》中亦曰："诸痉项强，皆属于湿。"王冰注释曰："太阳伤湿"，表明了湿邪所伤犯的部位。《素问·痹论》亦曰："湿气胜者为著痹也"，王冰注释为："湿则皮肉筋脉受之，故为痹著而不去也"，提示了湿邪黏腻，病程长而缠绵难愈。此外，湿邪为阴邪，多侵犯人体的阴位，故湿邪为病多见下部的症状，《素问·太阴阳明论》曰："伤于湿者，下先受之。"王冰对此进行总结并提出规律，注释曰："阴气润下，故受湿。盖同气相合尔。"

（5）燥邪性质和致病特点

①燥邪性干易伤津液：如《素问·阴阳应象大论》曰："燥胜则干。"王冰注释曰："燥胜则津液竭涸，故皮肤干燥。"明确表述了燥邪伤津耗液，会导致人体出现干涩临床表现的特点，除了王冰提到的最常见的"皮肤干燥"，还可表现出如下症状，口鼻干燥，咽干口渴，皮肤皲裂，毛发不荣，小便短少，大便干结等。

②燥邪应秋易伤肺：《素问·气交变大论》曰："岁金太过，燥气流

行……甚则喘咳逆气，肩背痛……咳逆甚而血溢。"王冰对此注释为："金气峻虐，木气被刑，火未来复，则如是也"。另外由于肺为娇脏，主气司呼吸，喜润而恶燥，与自然界大气相通，非常容易被燥邪侵袭，伤及肺津，影响肺的宣发肃降功能，从而出现干咳少痰，或痰液胶黏难咯，或痰中带血，以及喘息胸痛等症。

（6）火（热）邪性质和致病特点

火（热）邪均为阳盛所生，故火热常可混称，通常认为二者致病程度有差异，热为火之渐，火为热之极；此外热多属于外淫：如风热、湿热之类病邪；而火常由内生，如心火上炎、肝火亢盛等病证；再者火邪致病多具有炎上的特点，而热邪则多具有弥漫性特征。

①火（热）为阳邪性炎上：如《素问·至真要大论》曰："诸热瞀瘛，皆属于火"；"诸禁鼓慄，如丧神守，皆属于火"；"诸逆冲上，皆属于火"；"诸躁狂越，皆属于火"；"诸病胕肿疼酸惊骇，皆属于火"。王冰对此认识深刻，注释中将火的特性描述比较全面，注释曰："火象微"；"热之内作"；"炎上之性用也"；"热盛于胃及四末也"；"热气多也"。因此火热伤人，常表现出一系列阳热征象，多表现于人体上部，且火（热）为阳邪常可上炎扰乱神明，出现心烦失眠，狂躁妄动，神昏谵语等。

②火（热）之邪易致肿疡：王冰对此认识深刻，如在《素问·阴阳应象大论》里的"热胜则肿"句下，注释曰："热胜，则阳气内郁，故洪肿暴作，甚则荣气逆于肉理，聚为痈脓之肿。"在《素问·至真要大论》注中亦曰："足胫肿，是火郁所生也。""火气内蒸，金气外拒，阳热内郁，故为痱胗疮疡。胗甚亦为疮也。热少，则外生痱胗，热多则内结痈痤。"因此，火热之邪入于血分，可聚于局部，腐蚀血肉发为痈肿疮疡。

③火（热）之邪乱气机生风动血：如《素问·至真要大论》曰："诸胀腹大，皆属于热"；"诸呕吐酸，暴注下迫，皆属于热"。王冰注释曰："热郁

于内，肺胀所生"；"内格呕逆，食不得入，是有火也"，明确描述了火热之邪扰乱脏腑气机的症状表现。此外，王冰对火热之邪迫血妄行也有描述："火烁于内，则口舌糜烂呕逆，及为血溢血泄。"此外"热极"还能"生风"，如《素问·至真要大论》曰："诸转反戾，水液浑浊，皆属于热。"王冰注曰："反戾，筋转也。水液，小便也"，提示了火热之邪生风动血的特性。

④火（热）之邪易伤津耗气：如《素问·举痛论》曰："炅则腠理开，荣卫通，汗大泄，故气泄。"王冰注释曰："热则肤腠开发，荣卫大通，津液外渗，而汗大泄也。"《素问·阴阳应象大论》亦曰："壮火食气""壮火散气"，王冰注释曰："以壮火食气，故气得壮火则耗散。"由此可见，王冰认识到了火热之邪耗气伤津的特性，为后世临床的认识提供了依据和基础。

5. 以五脏为核心论脏腑病机

王冰编次和注释《素问》过程中，非常强调脏腑病机的重要性，其基本学术思想和观点至今仍具有指导意义，而脏腑病机中，五脏病机的内容占据着核心地位，如《素问·脉要精微论》曰："五脏者，中之守也"；"得守者生，失守者死"；"五脏者，身之强也"；"得强则生，失强则死"。王冰注释曰："身形之中，五神安守之所也，此则明观五脏也"；"皆神气得居而守则生，失其所守则死也"；"脏安则神守，神守则身强，故曰身之强也"；"强，谓中气强固以镇守也。"可见，其强调五脏在人体中占据着主导地位，脏腑病机以五脏病机为中心。

（1）脏腑病机的主要内容

王冰的注释中有非常详细的关于脏腑病机的内容，如在《素问·痹论》和《素问·风论》中，他详细地描述了脏腑发生病变后表现出的病理症状及所属各脏腑的经脉循行所过之处的病变：

如《素问·痹论》曰："肺痹者，烦满喘而呕。心痹者，脉不通，烦则心下鼓，暴上气而喘，咽干善噫，厥气上则恐。"王冰注释曰："以脏气应息，又其脉还循胃口，故使烦满喘而呕。心合脉，受邪则脉不通利也。邪气内扰，故烦也。手心主心包之脉，起于胸中，出属心包，下鬲。手少阴心脉，起于心中，出属心系，下鬲络小肠，其支别者，从心系上侠咽喉；其直者，复从心系却上肺。故烦则心下鼓满，暴上气而喘，咽干也。""心主为噫，以下鼓满，故噫之以出气也，若是逆气上乘于心，则恐畏也，神惧凌弱故尔。"又如《素问·风论》曰："肝风之状，多汗恶风，善悲，色微苍，嗌干善怒，时憎女子，诊在目下，其色青。脾风之状，多汗恶风，身体怠堕，四支不欲动，色薄微黄，不嗜食，诊在鼻上，其色黄。肾风之状，多汗恶风，面庬然浮肿，脊痛不能正立，其色炲，隐曲不利，诊在肌上，其色黑。胃风之状，颈多汗恶风，食饮不下，鬲塞不通，腹善满，失衣则䐜胀，食寒则泄，诊形瘦而腹大。"王冰注释曰："肝病则心脏无养，心气虚，故善悲。肝合木，木色苍，故色微苍也。肝脉者，循股阴入髦中，环阴器，抵少腹，侠胃属肝络胆，上贯鬲，布胁肋，循喉咙之后，入颃颡，上出额与督脉会于巅；其支别者，从目系下。故嗌干善怒，时憎女子，诊在目下也。青，肝色也。脾脉起于足，上循骱骨，又上膝股内前廉，入腹属脾络胃，上鬲侠咽，连舌本，散舌下；其支别者，复从胃，别上鬲注心中。心脉出于手，循臂。故身体怠堕，四支不欲动，而不嗜食。脾气合土，主中央，鼻于面部亦居中，故诊在焉。黄，脾色也……脾主四支，脾风则四支不欲动矣。庬然，言肿起也。炲，黑色，也。肾者阴也。目下亦阴也。故肾藏受风，则面庬然而浮肿。肾脉者，起于足下，上循腨内，出腘内廉，上股内后廉，贯脊。故脊痛不能正立也。隐曲者，谓隐蔽委曲之处也。肾藏精，外应交接，今脏被风薄，精气内微，故隐蔽委曲之事，不通利所为也。《素问·阴阳应象大论》曰：'气归精，精食气。'今精不足，则气内归精。气不注皮，故肌皮上黑也。黑，肾色也。胃之脉，支别者从颐后下廉过人迎，循喉咙，入缺盆，下鬲属胃络脾；其直行者，从缺盆下乳内廉，下侠脐入气街中；其支别者，起胃下口，循腹里，至气街中而合。故颈多汗，食饮不下，鬲塞不通，腹善满也。然失衣则外寒而中热，故腹䐜胀。食寒物则寒物薄胃而阳不内消，故泄利。胃合脾而主肉，胃气不足则肉不长，故瘦也。胃中风气积聚，故腹大也。"

王冰脏腑病机的主要内容可概括为五类症状表现：一是本脏（腑）的功能失调。如心血瘀阻的心痛，脾失运化的飧泄，肺失宣降的咳喘等；二是本脏所主的体、华、窍等组织器官的病变。如肝脏病变常见目眩、爪枯、筋急等；三是本脏经脉循行所过部位的病变。如肝病胁下痛引少腹等；四是本脏所主情志的病变。如肝病令人善怒等；五是与本脏密切相关的脏腑及其经脉的病变。如肝气乘脾则呕逆，飧泄等。

（2）脏腑病机重功能失调

每一脏腑都具有自己独特的功能，其病机分别同其功能失调有关，王冰在认识脏腑病机时侧重从脏腑的功能特性进行注释，很少论及病理条件下脏腑的形态、结构改变。

如《素问·宣明五气》云："五气所病：心为噫，肺为咳，肝为语，脾为吞，肾为欠为嚏，胃为气逆，为哕为恐，大肠小肠为泄，下焦溢为水，膀胱不利为癃，不约为膀胱不利为癃，不约为遗溺，胆为怒，是谓五病。"王冰根据各脏腑在外之征象，结合功能特性进行注释："象火炎上，烟随焰出，心不受秽，故噫出之。象金坚劲，扣之有声，邪击于肺，故为咳也。象木枝条，而形支别，语宣委曲，故出于肝。象土包容，物归于内，翕如皆受，故为吞也。象水下流，上生云雾，气郁于肾，故欠生焉。太阳之气和利而满于心，出于鼻则生嚏也。以为水谷之海，肾与为关，关闭不利，则气逆而上行也。以包容水谷，性喜受寒，寒谷相薄，故为哕也。寒盛则哕起，热盛则恐生，何者？胃热则肾气微弱，故为恐也。下文曰：精气并于肾则恐也。大肠为传道之府，小肠为受盛之府，受盛之气既虚，传道之司不禁，故为泄利也。下焦为分注之所，气窒不泻，则溢而为水。膀胱为津液之府，水注由之。然足三焦脉实，约下焦而不通，则不得小便；足三焦脉虚，不约下焦，则遗溺也……中正决断，无私无偏，其性刚决，故为怒也。"

再如《素问·刺禁论》曰："肝生于左，肺藏于右，心部于表，肾治于里，脾为之使，胃为之市。"王冰从五脏五行的归类，形象地进行注释曰："肝象木，王于春，春阳发生，故生于左也，肺象金，王于秋，秋阴收杀，故藏于右也……阳气主外，心象火也。阴气主内，肾象水也。"注释在总结分析脏腑气机的升降规律的同时，也提示五脏病变间的相互关系。具体来讲，即虽肝位于下焦，但王于主生发之春，其气主升；肺位至高，为华盖之脏，其气宜降，在下之气由左而升，在上之气从右而降，形成左升右降之局，从而统帅着人体气机升降运动；但气机升降又非肝肺升降之一端，尚又需要"心部于表"之出、"肾治于里"之入的密切配合，尤其"脾为之使""胃为之市"能斡旋上下出入之气机，使得心肺之气下降，肝肾之气上升，从而维持着人体的正常生命活动。若误刺损伤脏气，则使气机升降失序，轻者发生病变，重则如《素问·六微旨大论》所云："出入废则神机化灭，升降息则气立孤危。"

（3）以虚实为纲论脏腑病机

五脏的病机认识关键在于辨清虚实，王冰注释病证时，多以脏气的虚实作为疾病定性的纲领。如在《素问·玉机真藏论》注中，王冰将"五实""五虚"分别归属于五脏，并就预后和转机专门进行了注释，"实，谓邪气盛实。然脉盛，心也；皮热，肺也；腹胀，脾也；前后不能，肾也；闷瞀，肝也。虚，谓真气不足也。然脉细，心也；皮寒，肺也；气少，肝也；泄利前后，肾也；饮食不入，脾也。全注：饮粥得入于胃，胃气和调，其利渐止，胃气得实，虚者得活。言实者得汗外通，后得便利，自然调平。"

再如《素问·脏气法时论》曰:"肺病者,喘咳逆气,肩背痛,汗出,尻阴股膝,髀腨胻足皆痛,虚则少气不能报息,耳聋嗌干……肾病者,腹大胫肿,喘咳身重,寝汗出,憎风,虚则胸中痛,大腹小腹痛,清厥意不乐。"王冰注释曰:"肺藏气而主喘息,在变动为咳,故病则喘咳逆气也。背为胸中之府,肩接近之,故肩背痛也。肺养皮毛,邪盛则心液外泄,故汗出也。肾少阴之脉,从足下上循腨内出腘内廉上股内后廉,贯脊属肾络膀胱。今肺病则肾脉受邪,故尻阴股膝髀腨胻足皆痛,故下取少阴也。气虚少,故不足以报入息也。肺太阴之络,会于耳中,故聋。肾少阴之脉,从肾上贯肝膈入肺中,循喉咙侠舌本。今肺虚则肾气不足以上润于嗌,故嗌干也……肾少阴脉,起于足而上循腨,复从横骨中,侠齐循腹里上行而入肺,故腹大胫肿而喘咳也。肾病则骨不能用,故身重也。肾邪攻肺,心气内微,心液为汗,故寝汗出也。胫既肿矣,汗复津泄,阴凝玄府,阳烁上焦,内热外寒,故憎风也。憎风,谓深恶之也。肾少阴脉,从肺出络心注胸中,然肾气既虚,心无所制,心气熏肺,故痛聚胸中也。足太阳脉,从项下行而至足,肾虚则太阳之气不能盛行于足,故足冷而气逆也。清,谓气清冷。厥,谓气逆也。以清冷气逆,故大腹小腹痛。志不足则神躁扰,故不乐也。"注中结合肺肾的生理功能以及经络的循行特点,非常详细地分析了肺肾虚实之证的具体表现及产生机理。

6. 全面总结人体经络病机

经络病机,是指经络气血出现异常,如经络气血运行逆乱、偏盛偏衰、运行阻滞、气血衰竭等,导致经络及相关脏腑的病理变化。

(1)经络气血运行逆乱

经络气血运行逆乱,主要指经络中气血运行的方向和路线发生异常的病理状态。经络气血逆乱,多引起人体阴阳之气不相顺接,而发为厥逆。

厥，即经气逆乱。王冰明确解释曰："厥，谓气上逆也。"《素问·厥论》中描述了六经厥的病证，如："巨阳之厥，则肿首头重，足不能行，发为眴仆。阳明之厥，则癫疾欲走呼，腹满不得卧，面赤而热，妄见而妄言。"王冰注释曰："巨阳，太阳也。足太阳脉起于目内眦，上额交巅上；其支别者，从巅至耳上角；其直行者，从巅入络脑，还出别下项，循肩髆内侠脊抵腰中，入循膂络肾属膀胱；其支别者，从腰中下贯臀，入腘中；其支别者，从髆内左右别下贯胛，过髀枢，循髀外后廉下合腘中，以下贯腨内，出外踝之后，循京骨至小指之端外侧。由是，厥逆外形斯证也……足阳明脉起于鼻，交頞中，下循鼻外入上齿中，还出侠口环唇，下交承浆，却循颐后下廉出大迎，循颊车上耳前，过客主人，循发际至额颅；其支别者，从大迎前下人迎，循喉咙入缺盆，下膈属胃络脾；其直行者，从缺盆下乳内廉，下侠脐入气街中；其支别者，起胃下口，循腹里，下至气街中而合，以下髀，抵伏兔，下入膝膑中，下循胻外廉，下足跗，入中指内间；其支别者，下膝三寸而别，以下入中指外间；其支别者，跗上入大指间出其端。故厥如是也。"王冰详细地描述了各条经脉的循行途径，目的是为了使后学之人能更好地理解六经厥逆分别表现出的症状，便于临床掌握应用。《素问·举痛论》亦曰："寒气稽留，炅气从上，则脉充大而血气乱，故痛甚不可按也。"王冰注释曰："脉既满大，血气复乱，按之则邪气攻内，故不可按也。"说明了经络气血逆乱引起疼痛的机理。因此，经络气血逆乱除了导致经脉所过之处表现出寒、热、胀、挛急、不仁等症状外，甚则还会进一步导致其络属的脏腑功能紊乱，出现咳喘、呕泻、胀满、眩仆、昏厥等病证。

（2）经络气血运行虚实

王冰认识到经络气血运行失调，会导致经络气血盛衰变化从而产生虚、实两端的病证，他非常赞同《素问·调经论》中提出的："夫十二经脉者，皆络三百六十五节，节有病，必被经脉，经脉之病，皆有虚实。"王冰在注

《素问·痿论》里的"阳明虚则宗筋纵，带脉不引，故足痿不用也"时，也详细地描述道："阳明之脉，从缺盆下乳内廉，下侠脐至气街中；其支别者，起胃下口，循腹里下至气街中而合，以下髀，抵伏兔，下入膝髌中，下循胻外廉，下足跗，入中指内间；其支别者，下膝三寸而别，以下入中指外间。故阳明虚则宗筋纵缓，带脉不引，而足痿弱不可用也。"且《素问·调经论》中曰："气血以并，阴阳相倾，气乱于卫，血逆于经，血气离居，一实一虚。"王冰注释曰："卫行脉外，故气乱于卫，血行经内，故血逆于经，血气不和，故一虚一实。"《素问·五脏生成论》中亦曰："是以头痛巅疾，下虚上实，过在足少阴、巨阳，甚则入肾。"王冰注释曰："足少阴，肾脉。巨阳，膀胱脉。膀胱之脉者，起于目内眦，上额交巅上；其支别者，从巅至耳上角；其直行者，从巅入络脑，还出别下项，循肩髆，内侠脊，抵腰中，入循膂，络肾，属膀胱。然肾虚而不能引巨阳之气，故头痛而为上巅之疾也。经病甚已，则入于脏矣。"由此可见，经络气血偏盛偏衰，不仅可以产生单纯或虚或实的病证，在复杂病因的作用下，还可出现人体一部分经气偏盛，而另一部分经气偏虚的相对虚实并存的病理状态。

（3）经络气血运行阻滞

经络气血运行应环周不休，周而复始，如果运行阻滞影响所络属之脏腑以及经络循行部位的生理功能，则可能引起经脉所过部位的痛、胀、痹、痿、痈疽、肿等证候。经络气血运行不畅既可因气虚无力推动血行所致，如《灵枢·百病始生》所谓"温气不行，凝血蕴裹而不散"，又可由外邪侵入所致，如《素问·举痛论》曰："寒气客于肠胃之间，膜原之下，血不得散，小络急引故痛，按之则血气散，故按之痛止……寒气客于冲脉，冲脉起于关元，随腹直上，寒气客则脉不通，脉不通则气因之，故喘动应手矣……寒气客于小肠膜原之间，络血之中，血泣不得注于大经，血气稽留不得行，故宿昔而成积矣。"王冰注释曰："血不得散，谓膈膜之中小络脉内血也。络满则急，故牵引而痛生也。手按之则寒气散，小络缓故痛止……
冲脉，奇经脉也。关元，穴名，在脐下三寸。言起自此穴，即随腹而上，
非生出于此也。其本生出，乃起于肾下也。直上者，谓上行会于咽喉也。
气因之，谓冲脉不通，足少阴气因之上满。冲脉与少阴并行，故喘动应于
手也……言血为寒气之所凝结而乃成积。"

（4）经络气血亏损耗竭

　　经络气血亏损衰竭是指经脉气血严重亏损乃至耗竭的危重的状态。如
《素问·诊要经终论》曰："太阳之脉其终也，戴眼反折瘛疭，其色白，绝汗
乃出，出则死矣。少阳终者，耳聋，百节皆纵，目瞏绝系，绝系一日半死，
其死也色先青白，乃死矣。"王冰根据经络循行部位不同，所属脏腑各异，
因此各经气血衰竭时所表现出的症状亦各有特点，注释曰："戴眼，谓睛
不转而仰视也。然足太阳脉，起于目内眦，上额交巅上，从巅入络脑，还
出别下项，循肩髆内侠脊抵腰中；其支别者，下循足至小指外侧。手太阳
脉，起于小指之端，循臂上肩人缺盆；其支别者，上颊至目内眦，抵足太
阳。又其支别者，从缺盆循颈上颊至目外眦。故戴眼反折瘛疭，色白，绝
汗乃出也。绝汗，谓汗暴出如珠而不流，旋复干也。太阳极则汗出，故出
则死。足少阳脉，起于目锐眦，上抵头角，下耳后；其支别者，从耳后入
耳中，出走耳前。手少阳脉，其支别者，从耳后亦人耳中，出走耳前。故
终则耳聋目瞏绝系也。少阳主骨，故气终则百节纵缓。色青白者，金木相
簿也，故见死矣。瞏，谓直视如惊貌。"正是因为人体是一个不可分割的有
机整体，十二经脉之经气是相互联络衔接的，所以，经气的衰竭虽然是从
某一经开始的，但它往往发展为十二经脉的经气终绝或全身脏腑的精气脱
竭而死亡，临床上通过观察经络气血衰竭的具体表现，可判断疾病的发展
和预后。王冰对经络病机的详细分析，成为后世医家临床辨证论治谨遵之
准绳。

（九）重视阐发针灸理论

王冰对《素问》的注释，总计约有3017条，其中有952条与针灸相关，占注文总数的32%。

1.运用经络循行解释病候

在王冰注文所引用的文献中，有关经脉、络脉循行内容的原文，出现的频次最高，表明王冰对经脉、络脉的循行极为重视，并将其运用到解释《素问》中有关针灸的各方面内容上。

王冰根据经络循行来解释相关病候，从而使治疗有依据可循。如《素问·骨空论》云："任脉为病，男子内结七疝，女子带下瘕聚。冲脉为病，逆气里急。督脉为病，脊强反折。"王冰注曰："然任脉、冲脉、督脉者，一源而三岐也，故经或谓冲脉为督脉也。何以明之？今《甲乙》及古《经脉流注图经》，以任脉循背者谓之督脉，自少腹直上者谓之任脉，亦谓之督脉，是则以背腹阴阳别为名目尔。以任脉自胞上过带脉贯脐而上，故男子为病内结七疝，女子为病则带下瘕聚也。以冲脉侠脐而上，并少阴之经上至胸中，故冲脉为病则逆气里急。以督脉上循脊里，故督脉为病则脊强反折也。"王冰的注释至今对于临床治疗仍有指导意义。

对于任冲督脉一源三岐，起于"胞中"，王冰之注颇为中肯，且更符合临床实际。《素问·骨空论》曰："督脉者，起于少腹以下骨中央，女子入系廷孔。"王冰注曰："初，非初起，亦犹任脉、冲脉起于胞中也，其实乃起于肾下，至于少腹，则下行于腰横骨围之中央也。系廷孔者，谓窈漏，近所谓前阴穴也，以其阴廷系属于中，故名之。"胞之含义，一为胞宫，即女子胞。如《灵枢·水胀》曰："石瘕生于胞中。"但若此处理解为女子胞，对于男子冲脉的起源则无法理解。高士宗《医学真传》有云："血海居膀胱，名曰胞中。"即膀胱之外。王冰则直接注释为"实乃起于肾下"。这一认识较之"胞宫""膀胱"等说法，更为恰当和贴切。

王冰还将经络理论直接运用于临床实践中。如《素问·刺禁论》云："刺跗上中大脉，血出不止死。"王冰注曰："跗为足跗，大脉动而不止者，则胃之大经也。胃为水谷之海，然血出不止，则胃气将倾，海竭气亡，故死。"指出大脉为"胃之大经"，并从胃的生理功能，说明了"血出不止死"的原因。而对于"刺面中溜脉，不幸为盲"的经文，则从经脉的交会，及经脉与目之关系，论述了发病的机理。如王冰注曰："刺面中溜脉者，手太阴任脉之交会。手太阳脉，自颧而斜行，至目内眦。任脉自鼻鼽，两旁上行至瞳子下，故刺面中溜脉，不幸为盲。"对于"刺舌下中脉太过，血出不止为喑"，王冰在注文中不但从经脉的循行说明"舌下脉为脾之脉，脾脉者，侠咽连舌本"，而且从脏腑的作用进一步指出："血出不止，则脾气不能营运于舌，故喑不能言语。"此外，对于"刺足下布络中脉，血不出为肿""刺气街中脉，血不出为鼠仆""刺手鱼腹内陷，为肿"等经文的注解，王冰都从经脉的循行部位与组织器官的联系，解释疾病证候。这也正是经络学说应用于临床实践的典范。

2. 补充并完善腧穴理论

腧穴是经络之气转输之处，是脏腑、器官等病变反应之所，同时也是外邪由表及里转输的起点，又是用以治疗脏腑、组织、器官病变的部位。《素问》中仅记载腧穴 160 个左右，而且对穴位的记载，多是有名无位，或有位无名。王冰在注释《素问》的过程中，引用唐以前的腧穴专著进行注释，并对腧穴理论进行阐发，使《素问》中腧穴的内容趋于完善，对后世影响颇大。

（1）增加穴位数目且重复注释

王冰注中共注穴 535 穴次，其中有许多重复注释的腧穴。如至阴穴，在《阴阳离合论》《刺腰痛篇》《气穴论》《缪刺论》4 篇中，王冰均有注释。除却王冰重复注释的穴位，王冰实注腧穴约有 285 个，较《甲乙经》所载腧穴 348 个，仅少 60 余穴未注。据乔海法等统计，王冰重复注释的腧穴，少则重 1 次，多则重达 5、6 处，最多者达 9 处，如太冲穴，《三部九候论》《刺疟篇》《刺腰痛篇》《痹论》《气穴论》《至真要大论》6 篇均有注；复溜穴，《刺疟篇》《气穴论》《气府论》《缪刺论》《至真要大论》5 篇均有注；三里穴，《刺热篇》《刺疟篇》《刺腰痛篇》《痿论》《针解篇》《气穴论》《骨空论》《水热穴论》8 篇 9 次注之。王冰重复注释的腧穴共有 136 个，强调了某些穴位的频繁使用和重要性，有利于临床应用，以便提高疗效。

（2）确立治疗部位与穴位的对应关系

由于《素问》中使用的文献较早，腧穴名称似尚未完全确立，故多以部位相称。如《气穴论》《气府论》《骨空论》《水热穴论》等篇中，提到了很多部位。王冰注释过程中，确立了这些具体治疗部位与腧穴的特定对应关系，细化了穴位名称、定位及灸刺分壮，使这些部位以穴位形式固定下来。

如《素问·气穴论》中"枕骨二穴""曲牙二穴""肩解二穴"等。王冰注曰："风府穴也。在顶上入发际同身寸之一寸大筋内宛宛中，督脉、阳维二经之会，疾言其肉立起，言休其肉立下。刺可入同身寸之四分，留三呼，灸之不幸使人瘖。"又曰："颊车穴也。在耳下曲颊端陷者中，开口有空，足阳明脉气所发，刺可入同身寸之三分，若灸者可灸三壮也。"又曰："谓肩井也。在肩上陷解中缺盆上大骨前，手足少阳阳维之会，刺可入同身寸之五分，若灸者可灸三壮。"

再如，《素问·骨空论》曰："督脉生病治督脉，治在骨上，甚者在脐下营，其上气有音者，治其喉中央，在缺盆中者。"王冰注曰："骨上，谓腰横骨上毛际中曲骨穴也；脐下，谓脐直下，同身寸之一寸阴交穴；中谓缺盆两间之中天突穴，在颈结喉下同身寸之四寸，中央宛宛中。"《素问·气府论》曰："两角上各二，直目上发际内各五。"王冰注曰："谓天冲、曲鬓左右各二也。天冲在耳上如前同身寸之三分，足太阳少阳二脉之会，刺可入同身寸之三分，若灸者可灸五壮；曲鬓在耳上入发际曲阳陷者中，鼓颔有空，足太阳少阳二脉之会，刺灸分壮如天冲法；谓临泣、目窗、正营、承灵、脑空左右是也。临泣直目上入发际同身寸之五分，足太阳少阳阳维三脉之会，留七呼；目窗在临泣后同身寸之一寸，正营在目窗后同身寸之一寸，承灵在正营后同身寸之一寸半，脑空在承灵后同身寸之一寸半，侠枕骨后枕骨上，并足少阳阳维二脉之会。刺可入同身寸之四分，余并刺可入同身寸之三分，若灸者并可灸五壮。"王冰如此注释，可谓一目了然，不但便利了后世医家对经文的理解和应用，也丰富和发展了《内经》中腧穴学的内容。

（3）核定并完善已有的穴位

《素问》对腧穴的记载，常仅仅言其大概，或内容上有所欠缺，如仅仅提到穴位数目，而无具体穴名；对许多穴位的治疗作用，也仅仅是原则性论述，导致后世医家应用时不便。王冰对此不是简单地以经释经，而是将经文章句合理地纵深阐发，竭力发隐就明，使其更加彰著，而便于临床参考和运用。

如《素问·水热穴论》曰："五脏俞傍五，此十者，以泻五脏之热也。"王冰注曰："俞傍五者，谓魄户、神堂、魂门、意舍、志室五穴，侠脊两傍各相去同身寸之三寸，并足太阳脉气所发也。魄户在第三椎下两傍，正坐取之，刺可入同身寸之五分，若灸者可灸五壮；神堂在第五椎下两傍，刺可入同身寸之三分，若灸者可灸五壮。魂门在第九椎下两傍，正坐取之，刺可入同身寸之五分，若灸者可灸三壮。意舍在第十一椎下两傍，正坐取之，刺可入同身寸之五分，若灸者可灸三壮。志室在第十四难下两傍，正坐取之，刺可入同身寸之五分，若灸者可灸五壮也。"《素问·水热穴论》曰："头上五行行五者，以越诸阳之热逆也。"王冰注曰："头上五行者，当中行谓上星、囟会、前顶、百会、后顶；次两傍谓五处、承光、通天、络却、玉枕；又次两傍谓临泣、目窗、正营、承灵、脑空也。"进而，又对上述腧穴的定位及刺灸分壮和脉气所发注曰："上星，在颅上直鼻中央，入发际同身寸之一寸陷者中容豆，刺可入身寸之三分。囟会在上星后同身寸之一寸陷者中，刺可入同身寸之四分……后顶在百会后同身寸之二寸五分枕骨上，刺如囟会法。然是五者皆督脉气所发也。"再如，《素问·气府论》亦云："委中以下至足小指傍各六俞。"王冰注曰："谓委中、昆仑、京骨、束骨、通谷、至阴六穴也。左右言之，则十二俞也。其所在刺灸如《气穴》法。"王冰如此详尽地进行注释的内容很多。再如，《素问·水热穴论》提到水俞五十七穴、肾俞五十七穴、热俞五十九穴等，都没有核定具体穴位。而在王冰注中则逐一列出，并加以补充厘定，使《素问》的腧穴内容趋于完善。王冰在注明腧穴名称的同时，也记载了该穴是某经脉之气所发，阐释了腧穴与经脉的归属关系。

（4）全面详尽地注释腧穴

王冰对腧穴并无专论，其有关学术思想都散杂在各篇注文之中。尽管其书中论述腧穴的内容较为分散，但综合起来看，仍不失为一部较全面的腧穴专著。

王冰对腧穴的注释较为全面，使腧穴内容趋于完善和规范，并对治疗选穴的机理加以阐释。王冰每注释一穴，都详细地表明该穴的名称、位置、归经、特性、取法、刺灸方法、禁忌等。如《素问·骨空论》曰："失枕，在肩上横骨。"王冰注曰："谓缺盆穴也。在肩上横骨陷者中，手阳明脉气所发，刺可入同身寸之二分，留七呼，若灸者可灸三壮，刺入深令人逆息。"又如《素问·骨空论》又曰："一在项后中复骨下，一在脊骨上空在风府上。"王冰注曰："谓痦门穴也。在项发际宛宛中，入系舌本，督脉阳维之会，仰头取之，刺可入同身寸之四分，禁不可灸。此谓脑户穴也，在枕骨上，大羽后同身寸之一寸五分宛宛中，督脉足太阳之会。此别脑之户，不可妄灸，灸之不幸，令人瘖。刺可入同身寸之三分，留三呼。"另如，《素问·缪刺论》亦曰："无积者，刺然骨之前出血，如食顷而已。"王冰注曰："然骨之前，然谷穴也，在足内踝前起大骨下陷者中，足少阴荥也。刺可入同身寸之三分，留三呼；若灸者可灸三壮，刺此多见血，令人立饥欲食。"再如，《素问·缪刺论》曰："嗌中肿，不能内唾，时不能出唾者，刺然骨之前，出血立已，左刺右，右刺左。"王冰注曰："亦足少阴之络也，以其络并大经循喉咙，故尔刺之。"《素问·缪刺论》又曰："刺之从项始数脊椎侠脊，疾按之应手如痛，刺之傍三痏，立已。"王冰注曰："从项始数脊椎者，谓从大椎数之，至第二椎两傍，各同身寸之一寸五分，内循脊两傍，按之有痛应手，则邪客之处也，随痛应手深浅，即而刺之。邪客在脊骨两傍，故言刺之傍也。"如此，将腧穴应用上升到理论高度加以分析，为后世对腧穴理论的丰富和发展奠定了基础。

（5）存留大量唐以前针灸资料

王冰对《素问》中记载的腧穴内容详加注释，参考了许多唐以前有关腧穴内容的著作，主要有《甲乙经》《中诰孔穴图经》《中诰流注经》《经脉流注孔穴图经》《针经》等。如《素问·长刺节论》论癫病治疗时云："刺诸分诸脉，其无寒者以针调之，病止。"《新校正》注曰："按《甲乙经》云：刺诸分，其脉尤寒，以针补之。"再如，《素问·刺禁论》曰："刺郄中大脉，令人仆，脱色。"王冰注曰："寻此经郄中主治，与《中诰流注经》委中穴正同。应郄中者，以经穴为名，委中，处所为名，亦犹寸口脉口气口，皆同一处尔。"又如，《素问·气府论》曰："侠背以下至尻尾二十一节，十五间各一。"王冰注中参考《中诰孔穴图经》曰："十五间各一者，今《中诰孔图经》所存者十三穴，左右共二十六穴，谓附分、魄户、神堂、噫嘻、膈关、魂门、阳纲、意舍、胃仓、育门、志室、胞育、秩边十三也。"又如，《素问·气穴论》曰："背与心相控而痛，所治天突与十椎及上纪。"王冰注曰：

"按今《甲乙经》《经脉流注孔穴图经》当脊十椎下并无穴目，恐是七椎也，此则督脉气所主之。"《素问·骨空论》曰："八髎在腰尻分间。"王冰注曰："八或为九，验《真骨》及《中诰孔穴经》正有八髎，无九髎也。分，谓腰尻筋肉分间陷下处。"《素问·针解篇》曰："手如握虎者，欲其壮也。"王冰注曰："壮谓持针坚定也。《针经》曰：持针之道，坚者为实，则其义也。"

王冰参考唐以前不同明堂著述，客观上保存了当时众多医籍中的腧穴内容。如上述《经脉流注孔穴图经》《中诰》《真骨》等书现已亡佚，王冰在一定程度上弥补了上述医籍亡佚所形成的缺憾。并且，王冰开创《素问》以外腧穴内容与《素问》经文有机结合之先例，对后世医家理解经文，了解原著，起到了桥梁沟通作用。

虽然王冰之注也有不足之处，但其作为注释经文、添补腧穴第一人，无疑为后世医家更好地理解《素问》经旨起到了积极的促进作用。其注文中保存的大量唐以前文献，有助于了解腧穴理论的发展过程。

3. 针刺手法有独到见解

《素问》中记载了多种针刺手法，但却不容易被理解，王冰在注释中对某些手法详加注释，使之便于理解和掌握。

如《素问·离合真邪论》云："吸则内针，无令气忤；静以久留，无令邪布，吸则转针，以得气为故，候呼引针，呼尽乃去，大气皆出，故命曰泻。"《黄帝内经太素》此处注文简略，王冰则注曰："按经之旨，先补真气，乃泻其邪也。何以言之？下文补法：呼尽内针，静以久留。此段泻法：吸则内针，又静以久留。然呼尽则次其吸，吸至则不兼呼，内针之候既同，久留之理复一，则先补之义，昭然可知。《针经》云：泻曰迎之。迎之意，必持而内之，放而出之，排阳出针，疾气得泻。补曰随之，随之意，若忘之，若行若悔，如蚊虻止，如留如还。则补之必久留也，所以先补者，真气不足，针乃泻之，则经脉不满，邪气无所排遣，故先补真气令足，后乃泻出其邪矣。引，谓引出。去，谓离穴。候呼而引至其门，呼尽而乃离穴户，则经气审以平定，邪气无所勾留，故大邪之气随针而出也。呼，谓气出，吸，谓气入。转，谓转动也。大气，谓大邪之气错乱阴阳者也。"王冰在注释中详尽地论述了针刺呼吸补泻的方法，使后人读之一目了然。

王冰对针刺手法疾徐开阖补泻的注释也非常精辟。如《素问·刺志论》云："入实者，左手开针空也。入虚者，左手闭针空也。"王冰注云："言用针之补泻也。右手持针，左手捻穴，故实者左手开针空以泻之，虚者左手闭针空以补之也。"《素问·针解篇》云："徐而疾则实者，徐出针而疾按之。疾而徐则虚者，疾出针而徐按之。"王冰注曰："徐出，谓得经气已久乃出之。疾按，谓针出穴已，速疾按之，则真气不泄，经脉气全。故徐而疾乃实也。疾出针，谓针入穴已，至于经脉，即疾出之。徐按，谓针出穴已，徐缓按之，则邪气得泄，精气复固。故疾而徐乃虚也。"此外，王冰对于"扪循""切""按""弹""抓"等候气、催气手法的注释也非常精当，其注曰："扪循，谓手摸。切，谓指按也。扪而循之，欲气舒缓。切而散之，使经脉宣散。推而按之，排蹙其皮也。弹而怒之，使脉气膹满也。抓而下之，置针准也。"

王冰在《素问·针解篇》的注释中，还对"九针"的适应证做了说明。注中曰："热在头身，宜镵针；肉分气满，宜员针；脉气虚少，宜锃针；泻热出血，发泄固病，宜锋针；破痈肿，出脓血，宜铍针；调阴阳，去暴痹，宜员利针；治经络中痛痹，宜毫针；痹深居骨解腰脊节腠之间者，宜长针；虚风舍于骨解皮肤之间，宜大针。此之谓各有所宜也。"此段注文与《灵枢·九针论》互为补充，说明九针因其"各不同形"故"各有所宜也"。

（十）补运气七篇，倡言运气学说

《素问》作为中医学理论的基石，被历代医家奉为准绳，其内容的三分之一左右论及运气学说，而运气学说作为中医理论的重要组成部分，得以流传和发扬，王冰当为首功。王冰除首次将"运气七篇"补入《素问》之外，还"别撰《玄珠》，以陈其道"，专门撰写《天元玉册》《昭明隐旨》《元和纪用经》等著作，旨在进一步阐释运气理论。

1. 补入运气七篇

王冰从其师藏"秘本"中发现了"七篇大论"，并予以详细的考校注疏，使运气学说完整而系统，成为中医学理论体系的重要组成部分，从而得以传承和发展。

（1）《素问》与运气七篇

现存最早记载《黄帝内经》的文献是《汉书·艺文志》，其中转载的刘歆《七略》，论及"《黄帝内经》十八卷"，但并未言其内容。而《素问》之名首见于东汉·张仲景《伤寒杂病论·序》中。此后晋·皇甫谧《甲乙经·序》中也提到了《素问》之名。《素问》共有九卷经文，但因历经时代的变迁，又几经战乱，当传至梁·全元起著《素问训解》之时，已缺了第七卷内容。《隋书·经籍志》也记载了《素问》缺一卷，只存有八卷的情况。

王冰在注释《素问》时，也面临了同样的问题，并在其自序中曰："年移代革，而授学犹存，惧非其人，而时有所隐，故第七一卷，师氏藏之，今之奉行，惟八卷尔。"又曰："时于先生郭子斋堂，受得先师张公秘本，文字昭晰，义理环周，一以参详，群疑冰释。恐散于末学，绝彼师资，因而撰注，永传不朽，兼旧藏之卷，合八十一篇，二十四卷，勒成一部。"由此可见，王冰将其师所藏之卷予以补入，补全九卷之数，而王冰所补入的第七卷内容，即今本之第十九卷至二十二卷的《天元纪大论》《五运行大论》《六微旨大论》《气交变大论》《五常政大论》《六元正纪大论》及《至真要大论》，共计七篇，被称为"运气七篇"或"七篇大论"。但因这七篇内容以五运六气学说为主体，所以自宋·林亿"新校正"以后，多疑此七篇非

《素问》之原本的内容。故宋·林亿等曰："窃疑此七篇乃《阴阳大论》之文，王氏取以补所亡之卷，犹《周官》亡《冬官》，以《考工记》补之之类也。又按：汉张仲景《伤寒论·序》云：撰用《素问》《九卷》《八十一难》《阴阳大论》。是《素问》与《阴阳大论》，两书甚明。乃王氏并《阴阳大论》于《素问》中也。"自此以后，历代研究《素问》的学者，也大多持此论断。

王冰所补之文，是否就是《素问》原文，尚无定论。但王冰所补入的运气七篇，保存了古代运气学说比较完整的理论体系，却是不争的事实。这个理论体系，明确地阐述了气候不仅有"常"，而且有"变"；其常则以"主气""主运"表示；其变则以"岁气""客运"等概念及模式表示，对疾病防治有指导意义。

北宋·沈括曾在《梦溪笔谈·象数》中，中肯地评价了这一理论的合理性及重要价值。此后宋·刘温舒、金·刘完素、明·汪机、明·张介宾等，均对此有所阐发。直至当代，仍然将其作为一项重要课题进行研究。运气七篇中还包括了较完整的罕见的古代运气历谱，古代干支甲子数字系统已明显的被使用在这个历谱中。如《素问·六微旨大论》云："天气始于甲，地气始于子，子甲相合，命曰岁立，谨候其时，气可与期。"体现了我国古代在天文历法研究上的光辉成就。

（2）运气七篇与《阴阳大论》

王冰补入《素问》的运气七篇，是否就是唐以前古籍《阴阳大论》，学者们对此主要有两种观点。

一种观点认为，运气七篇与《阴阳大论》各有所指，《阴阳大论》与运气七篇的内容差异较大。东汉·张仲景《伤寒杂病论·序》中，明确指出其撰著时参考了《素问》《九卷》《八十一难》《阴阳大论》等古医籍，并将《阴阳大论》与《素问》《九卷》等著作并列。由此可以推断，其主要内容应该是探讨伤寒、杂病的病因病机、辨证论治等相关医学问题的。这一观点可从晋·王叔和《伤寒例》明确指出引用《阴阳大论》文献而见其一斑。虽只一处论及，但却有较强的说服力。如其引文所云："《阴阳大论》云：春气温暖，夏气暑热，秋气清凉，冬气冰冽，此则四时正气之序也。冬时严寒，万类深藏，君子固密，则不伤于寒。触冒之者，则名伤寒耳。其伤于四时之气，皆能为病。以伤寒为病者，以其最盛杀厉之气也。中而即病者，名曰伤寒。不即病者，寒毒藏于肌肤，至春变为温病，至夏变为暑病。暑病者，热极重于温也。是以辛苦之人，春夏多温热病者，皆由冬时触寒所致，非时行之气也。"《阴阳大论》的这一段论述，曾先后被王叔和《伤寒例》、葛洪《肘后方》、巢元方《诸病源候论》、孙思邈《千金要方》、王焘《外台秘要方》所摘引，但此段文献在"七篇大论"中未曾检索到。若据王叔和《伤寒例》而言，其距东汉末年不足百年，曾见到《阴阳大论》之原貌，并援引其文是可信的，故运气七篇非《阴阳大论》。此外从文字和学术体系两方面进行比较后，认为运气七篇并非《阴阳大论》之文补入的，二者属医学气象学范围之不同体系，这样的结论是客观且合理的。

另一种观点认为，运气七篇与《阴阳大论》实乃一论。林亿等人是这种观点的首倡者，如其在《新校正》中所言："窃疑此七篇，乃《阴阳大论》之文，王氏取以补所亡之卷，犹《周官》亡《冬官》，以《考工记》补之之类也。"后世学者也多从此说。但事实上林亿等人亦未见到《阴阳大论》，虽然上述《伤寒例》所引《阴阳大论》七百二十余字与运气七篇的内容基本一致，是属同一学术体系。但运气七篇是否就是《阴阳大论》，由于无法见到早已亡失的《阴阳大论》全貌，因此无法做出肯定的判断。

2. 倡言运气学说的特点

（1）气候变化为基础释运气

王冰在注释运气学说相关内容时，常援引他对自然界实际考察的相关资料进行说明，使运气七篇的原文精神得以补充。如《素问·五常政大论》中曰："阴阳之气，高下之理，太少之异也。东南方，阳也。阳者其精降于下，故右热而左温。西北方，阴也。阴者其精奉于上，故左寒而右凉。是以地有高下，气有温凉。高者气寒，下者气热。"王冰注释论曰："西北、东南，言其大也。夫以气候验之，中原地形所居者，悉以居高则寒，处下则热。尝试观之：高山多雪，平川多雨；高山多寒，平川多热，则高下寒热可征见矣。中华之地，凡有高下之大者，东西南北各三分也。其一者，自汉蜀江南至海也；二者，自汉江北至平遥县也；三者，自平遥北山北至蕃界北海也。故南分大热，中分寒热兼半，北分大寒。"又曰："以中分校之，自开封至汧源，气候正与历候同。以东行校之，自开封至沧海，每一百里，秋气至晚一日，春气发早一日。西行校之，自汧源县西至蕃界碛石，其以南向及西北东南者，每四十里，春气发晚一日，秋气至早一日；北向及东北西南者，每一十五里，春气发晚一日，秋气至早一日……"等。

由此可见王冰对运气学说的理解，并非局限于纸上谈兵，而是结合地域自然界气候变化的客观事实。

（2）阐明运气与疫病的关系

王冰在注释《黄帝内经素问》运气七篇的内容中，以及在其《玄珠密语》一书中，均认为某些特殊年份的气候以及特殊星象，会引起五运六气的异常变化，从而造成疫病暴发或流行。

首先，王冰从运气相合角度认为，在某些特殊年份疫病的发病趋势是有规律可循的。比如"**天符之岁**"：《玄珠密语·运符天地纪》中指出："戊寅，中火运太徵，火气太过……又运与天合德，名曰天符也。即上见少阳相火司天，即运与天同火，其气甚，盛暑流行，金肺受邪民病病疟，少气，咳喘……骨痛而为浸淫。"认为人体被"天符"之邪所伤，则发病迅速而严重，概括了疫病发病及流行的特点。天符年为运气同化之年，即运气同类而化合，没有胜负，从而失去相互制约，使气候变化单一，可能引起一气偏胜独治的异常气候，给人体造成危害，甚至导致疫病流行。《素问·六微旨大论》也指出："天符为执法"，"中执法者，其病速而危"。王冰《黄帝内经素问》据此也提出："执法，官人之绳准。自为邪僻，故病速而危。"再如"**岁会之岁**"：《玄珠密语·运符天地纪》曰："甲戌，中土运太宫，土气有余，其名敦阜……民病嗔恚，否塞，黄疸。"岁会与天符统属运气同化之年，容易出现一气偏胜独治的异常气候。《素问·六微旨大论》也指出："岁会为行令"，"中行令者，其病徐而持"。王冰《黄帝内经素问》据此也提出"方伯无执法之权，故无速害，病但执持而已。"因此人体被"岁会"之邪所伤，发病虽不如"执法"那样迅速而严重，但是病程会呈现持久的特点，易致疫病流行。再如"**天刑之岁**"：《玄珠密语·运符天地纪》曰："己巳……土不及，名曰卑监……木乃来胜，大风数举，民病癥满，黄疸，胕肿。"己巳年，岁运为土运不及，年支是巳，故厥阴风木司天，木与土的关系是木克土，即气克运，因此己巳年是气盛运衰的天刑年。另如"**小逆之岁**"：《玄珠密语·运符天地纪》云："己卯，中土运少宫，土气不及，灾五宫……民病飧泄，霍乱，体量，腹痛，筋骨繇复，肌肉瞤酸。"己卯年，岁运为土运不及，司天之气为阳明燥金，根据五行生克关系，土生金，即运生气。因此，己卯年是运盛气衰之小逆年，气候变化较大，对人体影响也较大。

其次，疫病发病与自然界出现的特殊星象密切相关，即某些特殊星象可影响疫病流行。比如五星的变化：《素问·气交变大论》中指出，星象距离地球的高下、远近、大小变化对人体有重要影响，即"高而远则小，下而近则大，故大则喜怒迩，小则祸福远"。王冰据此注曰："岁太过而星大或明莹，岁不及而星小或失色，故吉凶可知而见也。"也认为星象发生变化易致疫病流行。《玄珠密语·观象应天纪》中亦曰："五星失度皆主吉凶。"再如将司天之气与星象结合:《玄珠密语·观象应天纪》曰:"又火在天, 有温疫星见……而天下大疫, 人死之半。"太阴湿土司天时, 同时南方伴大而黄白、光芒闪灼的瘴黄星出现, 产生天郁之气, 主天下有大范围的疫病流行, 且疫情严重, 使人绝门皆死。

由此可见, 基于五运六气理论, 王冰对于特殊年份的气候及星象做了细致的观察, 并总结了其与疫病的发病及流行密切相关, 为提高临床疫病预测预警能力及防治起到了重要的指导作用。

(3)强调探求病机的重要性

《素问·至真要大论》云:"谨守病机, 各司其属, 有者求之, 无者求之, 盛者责之, 虚者责之, 必先五胜, 疏其血气, 令其调达, 而致和平。"王冰对于经文中关于探求病机的论述, 是非常赞同的。其赞叹曰:"深乎!圣人之言理宜然也!"同时还撰写了如下注文:"有无求之, 虚盛责之, 言悉由也。夫如大寒而甚, 热之不热, 是无火也; 热来复去, 昼见夜伏, 夜发昼止, 时节而动, 是无火也。当助其心。又如大热而甚, 寒之不寒, 是无水也; 热动复止, 倏忽往来, 时动时止, 是无水也。当助其肾。内格呕逆, 食不得入, 是有火也。病呕而吐, 食久反出, 是无火也。暴速注下, 食不及化, 是无水也。溏泄而久, 止发无恒, 是无水也。故心盛则生热, 肾盛则生寒。肾虚则寒动于中, 心虚则热收于内。又热不得寒, 是无火也; 寒不得热, 是无水也。夫寒之不寒, 责其无水; 热之不热, 责其无火; 热之不久, 责心之虚; 寒之不久, 责肾之少。有者泻之, 无者补之。虚者补之, 盛者泻之。居其中间, 疏者壅塞, 令上下无碍, 气血通调, 则寒热自和, 阴阳调达矣。是以方有治热以寒, 寒之而水食不入; 攻寒以热, 热之而昏躁以生。此则气不疏通, 壅而为是也。纪于水火, 余气可知。故曰有者求之, 无者求之, 盛者责之, 虚者责之, 令气通调, 妙之道也。五胜, 谓五行更胜也。先以五行寒暑温凉湿、酸咸甘辛苦相胜为法也。"王冰将原文中"有者求之，无者求之"，理解为证候之虚实，因此注释曰："有者泻之，无者补之。虚者补之，盛者泻之。"虽后世医家有不同的见解，但大部分注家遵从了王冰之注，如明·张介宾曰："有者言其实，无者言其虚"；清·张志聪曰："有者言五脏之病气有余，无者谓五脏之精气不足"；近代内经专家任应秋也认为，"有"指风、寒、湿、火、热等实邪所在，"无"指脏腑津液的虚损。

王冰此段注释，可谓是医生探求病机的实际操作举例，以寒热为例对"有者"和"无者"进行了虚、实的辨别：如虚寒"大寒而甚，热之不热，是无火也；热来复去，昼见夜伏，夜发昼止，时节而动，是无火也"，治疗"当助其心"。又如虚热"大热而甚，寒之不寒，是无水也；热动复止，倏忽往来，时动时止，是无水也"，治疗"当助其肾"。再如呕吐的寒热病机辨别，"内格呕逆，食不得入，是有火也。病呕而吐，食久反出，是无火也"。

寒热虚实病机鉴别之后，王冰对于治疗提出了自己的看法："有者泻之，无者补之。虚者补之，盛者泻之"；"居其中间，疏者壅塞，令上下无碍，气血通调"，除了虚补盛泻之外，对于虚实不明显的情况，王冰还提出采用通的方法使气血条畅。

（4）阐发肾命水火的关键

《素问·至真要大论》云："诸寒之而热者取之阴，诸热之而寒者取之阳，所谓求其属也。"王冰注曰："言益火之源，以消阴翳，壮水之主，以制阳光，故曰求其属也。夫粗工褊浅，学未精深，以热攻寒，以寒疗热，治热未已，而冷疾已生，攻寒日深，而热病更起。热起而中寒尚在，寒生而外热不除，欲攻寒则惧热不前，欲疗热则思寒又止，进退交战，危亟已臻。岂知藏府之源有寒热温凉之主哉？取心者不必齐以热，取肾者不必齐以寒，但益心之阳，寒亦通行，强肾之阴，热之犹可。观斯之故，或治热以热，治寒以寒，万举万全，孰知其意，思方智极，理尽辞穷。呜呼！人之死者，岂谓命不谓方士愚昧而杀之耶？"王冰指出，以"滋阴壮水"法抑制阳亢火盛，以"扶阳益火"法消退阴寒之气。此论作为精辟的治疗原则，受到历代医家的高度重视并运用于临床实践。

再者对于"水火"的治疗，《素问·至真要大论》曰："寒者热之，热者寒之。微者逆之，甚者从之。"王冰注曰："夫病之微小者，犹人火也，遇草而焫，得木而燔，可以湿伏，可以水灭，故逆其性气，以折之攻之。病之大甚者，犹龙火也，得湿而焰，遇水而燔，不知其性以水湿折之，适足以光焰诣天，物尽方止矣，识其性者，反常之理，以火逐之，则燔灼自消，焰光扑灭。"王冰这段注文中"引火归原"的理论，不但具有很高的理论价值，而且在临床上极具指导意义。此后，明清的许多医家，如张介宾、程钟龄等，把"龙火"又称"龙雷之火""无根之火""浮火""龙藏于海"等，其实都是从"龙火"病机说衍化而来的。

综上所述，是王冰第一次将运气学说完整系统的内容奉于世人乃至后学的，经过他的编次和注释，使运气理论完整系统地成为医学理论体系的重要组成部分，因此可以称王冰为传承运气学说之第一人。同时王冰又"别撰《玄珠》，以陈其道"，并有《天元玉册》《昭明隐旨》《元和纪用经》等运气专著问世，奠定了传承运气理论的基础。

王冰

后世影响

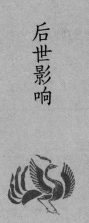

一、历代评价 🦢

　　《素问》作为《黄帝内经》的重要组成部分，指导了中医学 2000 多年来的临床实践和理论探讨。历代医学家从各个不同的角度对《素问》进行阐释与发挥，专门研究《内经》的文献有 200 多种，但均无能出王冰之右，王冰注本的《素问》至今仍是流行最广、影响最大的通行本，对于今天整理研究中医文献有重要的借鉴作用。王冰对当时"纰缪"不经的"世本"原文进行了大刀阔斧的迁移，涉及全元起本《素问》的原文有 85 条之众，总共约 4500 条注文，采用了以经解经，用医理释经义，以及校勘、注解、释文、析句等多种训诂方法，历经十二载整理编次成为《素问》的八十一篇，基本上勾画出中医理论中养生、阴阳五行、藏象、诊法、病能、经络腧穴、论治、运气、医事的整体框架。

（一）保存与传承医学经典

　　王冰编次注释的《素问》对于医学经典的保存和传承起到了巨大作用。宋·林亿等云："厥后越人得其（《内经》）一二，演而述《难经》，西汉仓公传其旧学，东汉仲景撰其遗论，晋皇甫谧刺而为《甲乙》，隋杨上善纂而为《太素》，时则有全元起者，始为之训解，阙第七一卷。"唐代以前，传世《素问》只有全元起训解本，而其篇目和文义都有舛误，因此王冰的整理编次和注释工作，显得十分必要，《重广补注黄帝内经素问·序》中评价王冰对《素问》的编次注释云："犹是三皇遗文，烂然可观。"

（二）树立正经正注之典范

　　《素问》经王冰的编次、注释、补缺，使其更易于学习与理解，后经宋代校正医书局精校刊行，成为《素问》传播的蓝本和依据。清·莫熺《医门约理》评价王冰曰："依经注解，理入化机，发微奥理，羽翼圣经"；清·汪昂《素问灵枢类纂约注·序跋》评价王冰，"为注释之开山""有功先圣"；清·金山钱熙柞校《素问释义》时云："《素问》为言医之祖，注亦精简，得经意为多。"比如王冰在注释《素问》的绝大部分条目均以析解句义为主要方法，这一方法最大的优点就是让读者对该句原文有一个整体认识，将其中的关键字词放在整个句子之中去认识，不至于解释字词而割裂原文精神。此种方法即为后世多数《素问》注家所采用，如明·马莳的《素问注证发微》，明·张介宾的《类经》，清·张志聪的《素问集注》等，更有甚者如清·高世杖的《素问直解》将句拓展为段加以注释。此外，唐以后许多注家多采纳王冰之说。如后世注《素问》的马莳、吴崑、张介宾等，均不同程度地明引、暗引、节引王冰注文，或师其意而不拘其文字引用王冰的注文。如明·吴崑的《素问吴注·上古天真论》中吴氏暗引及意用王冰注文达 20 余处；清·李中梓《内经知要》中，亦多暗引王冰注文。

　　王冰编次注释的《素问》明训辨字，十分精当。他的注释训解被后人予以重视，如清·阮元《经籍籑诂》中采用了王冰注文一千余条，特别要指出的是，《经籍籑诂》引用的医学书籍，只此王冰注一家，可见王冰注释《素问》的大部分文字，是经得起小学家的考核与推敲的。其所籑用王冰《素问》的内容，或为医学术语的训解，或为解剖部位的注释，或为针具与穴位的说明，或为症状的描述，或为生理病理的阐发等。这从医学角度补充了其他古籍训诂内容的不足，为人们研究古典文献提供了新的资料。这也是王冰利用训诂手段注释《素问》，将训诂学引进医学科学领域，使之成为研究祖国医学文献的利器。为使训诂学摆脱"经学附庸"做出了贡献，其意义超出了医学范畴。同时，也为后人整理研究中医古籍提供了典范。

（三）注释方面颇多发挥

王冰关于《素问》的许多释文，是对《素问》学术思想的杰出发挥，甚至成为中医学名言，永为后世所宗，如他在注《素问·至真要大论》里的"有者求之，无者求之"时所云："夫如大寒而甚，热之不热，是无火也，大热而甚，寒之不寒，是无水也"，又在注《诸寒之而热者取之阴，热之而寒者取之阳，所谓求其属也"时提出，"益火之源以消阴翳，壮水之主以制阳光"的治病大法，至今在防治疾病中仍具有很高的理论价值和实际意义。

如王冰对于病因分类的认识，既不同于阴阳分类，又不同于《灵枢·百病始生》之"三部"病因分类法，也不同于外因、内因、不内外因的分类方法，而是将病因病机相结合的分类方法，认为"夫病生之类，其有四焉：一者始因气动而内有所成，二者不因气动而外有所成，三者始因气动而病生于内，四者不因气动而病生于外。"所谓"气动"即指脏气的变化。金·张从正《儒门事亲》卷十四中论述"四因"基本上依照王冰四分法；金·张元素在《医学启源》中论述"四因之病"时，认为"外有风寒暑湿，天之四令，无形者也；内有饥饱劳逸，亦人之四令，有形者也"，依王冰之论将疾病划分为四类，并据医理纠正王冰之注；明·皇甫中《明医指掌》首卷"病机赋"即引用了王冰"四因论"，并认为"病之所起枢机不越乎四因"，高度评价了王冰关于病因分类的观点。

再如，王冰对病机理论的发挥，《素问·至真要大论》中"治其王气"，王冰注曰："物体有寒热，气性有阴阳，触王之气，则强其用也。夫肝气温和，心气暑热，肺气清凉，肾气寒冽，脾气兼并之。"又在"久而增气，物化之常也。气增而久，夭之由也"句下注曰："夫入肝为温，入心为热，入肺为清，入肾为寒，入脾为至阴而四气兼之，皆为增其味，而益其气，故各从本脏之气用尔。"王冰对五脏病机的阐发和认识，对金元时期的张从正影响最大，他在《儒门事亲·三消论》中本王冰之说曰："盖肺本清，虚则温；心本热，虚则寒；肝本温，虚则清；脾本湿，虚则燥。肾本寒，虚则热。"

当然，王冰编次注释的《素问》并非尽善尽美，后世医家也曾有过不少质疑。如明·楼英对王冰运气七篇的诠注有所异议，在其《医学纲目》中云："其经奉行于世，惟唐太仆令王水冰氏笃好之，大为诠注，而其昭彰道要，开示玄微者，于功为大，但千虑一失，而不得经旨者亦或有之，为未尽善也，于是不分常变，释六气胜复，无定纪之变为有定纪之常，不分虚实，释左右乘虚之相胜，为司天的淫胜，是则运气之义不明自此始矣。"再如明·马莳《黄帝内经注证发微·自序》中云："王冰有注，随句解释，逢疑则默，章节不分，前后混淆。"清·姚止庵《素问经注节解·自序》亦云："如所言赘词重出者，太仆存之而未去；残缺赝作者，太仆仍之而不删；又如脱误讹舛，以至颠倒错杂之类，太仆或聊且顺文而无所发明，或旁引滥收而安于浅陋……"

王冰面对当时《素问》之世本"纰缪"，勤求博访，刻苦钻研，毫无保留地将老师所藏秘本作为对照，历时十二载，对《素问》进行了全面的校勘、训诂、注释和发挥，这对《素问》的传承乃至中医的传承都起到了至关重要的作用。此外，在编次注释《素问》过程中，王冰严谨、求真、务实的治学态度也影响后学至深，树立了正经、正注的典范。由于历史条件的限制，出现一些注释、编次等方面的瑕疵，也是可以理解的。总体来说，王冰注《素问》所作出的功绩是非常值得肯定的。

二、学术传承

王冰在《黄帝内经素问·序》中，提到自己有两位老师，一是"时于先生郭子斋堂"，二是"受得先师张公秘本"。先生郭子王冰未曾细说，后人亦无所考；"先师张公"，疑为中唐时期的御医张文仲，王冰之后没有明显的学派传承记载，但王冰编次注释的《素问》是《黄帝内经》的重要组成部分，也是至今仍流行最广、影响最大的通行本，而且王冰在注释过程中对《素问》学术思想做了很多发挥并为后世所遵从，这也为后世医家的临床实践和理论探讨，并形成自己的学术思想和学派，发挥了巨大作用。

（一）传承王冰的注释方法

1. 训诂的注释方法

王冰利用训诂手段注释《素问》，可谓是将训诂学引进医学科学领域，为研究中医学文献提供了利器，同时也开辟了训诂学发展的新阶段，为训诂学摆脱"经学附庸"做出了很大贡献。其意义不仅仅属于医学范畴，这也为后人整理研究中医古籍提供了典范。如清·阮元《经籍籑诂》引用的医学书籍只有王冰一家的注，阮元采用了王冰注文一千余条，其内容涉及医学术语的训解、解剖部位的注释、针具与穴位的说明、症状的描述、生理病理的阐发，由此可见，王冰注释《素问》的大部分文字，经得起小学家的考核与推敲，从医学角度补充了其他古籍训诂内容的不足，为人们研究古典文献提供了新的资料。

2. 析解句义的注释方法

王冰注释《素问》很重要的特点是，绝大部分的条目采用析解句义的方法，将其中的关键字词放在整个句子之中去认识，虽解释字词但不割裂原文精神，对原文有一个整体的把握和认识。后世注家非常赞同此法，并加以采用，如明·马莳的《素问注证发微》，明·张介宾的《类经》，清·张志聪的《素问集注》等。在此基础上，有的注家还对此法进行了发展，如清·高世栻的《素问直解》将句拓展为段加以注释。

此外，唐以后许多注家，还直接使用王冰的注释内容，不同程度地明引、暗引、节引王冰注文，或者遵循王冰注文之意，但表达方式略作更改。如马莳、吴崑、张介宾、李中梓等。

（二）发扬王冰的注释内涵

王冰编次和整理《素问》的过程中，形成了自己对中医学的整体认识，基本上勾画出中医理论中养生、阴阳五行、藏象、诊法、病能、经络腧穴、论治、运气、医事的整体框架。正是基于对《素问》的整体认识，他对经文的理解非常深刻，很多注释成为中医学名言，并永为后世所宗，特别是金元时期的医家受王冰的影响最为直接和深刻。

1. 发扬王冰的病因四分法

王冰在注释《素问》的过程中，形成了自己对于病因分类的认识，既不同于《素问·调经论》的阴阳二分法，又不同于《灵枢·百病始生》的三部病分类法，也不是《金匮要略》外因、内因、不内外因的分类方法，他认为"夫病生之类，其有四焉：一者始因气动而内有所成，二者不因气动而外有所成，三者始因气动而病生于内，四者不因气动而病生于外。"所谓"气动"即指脏气的变化，这是将病因病机相结合的分类方法。这种分类方法，被后世医家，特别是金元时期的医家所尊崇，并有所发挥。如金·张元素在《医学启源》中论述"四因之病"时，认为"外有风寒暑湿，天之四令，无形者也；内有饥饱劳逸，亦人之四令，有形者也"，依王冰之论将疾病划分为四类，并据医理纠正了王冰之注；金·张从正《儒门事亲》卷十四中论述"四因"基本上依照王冰的四分法；明·皇甫中《明医指掌》首卷"病机赋"引用了王冰"四因论"，并认为"病之所起枢机不越乎四因"，高度评价了王冰关于病因分类的观点。

2. 发挥王冰病机理论

《素问·至真要大论》曰："治其王气"，王冰注曰："物体有寒热，气性有阴阳，触王之气，则强其用也。夫肝气温和，心气暑热，肺气清凉，肾气寒冽，脾气兼并之。"又在"久而增气，物化之常也。气增而久，夭之由也"句下注曰："夫入肝为温，入心为热，入肺为清，入肾为寒，入脾为至阴而四气兼之，皆为增其味，而益其气，故各从本脏之气用尔"。王冰对五脏病机做了深入的阐释和发挥。其中对金元时期的张从正影响最大，他在《儒门事亲·三消论》中曰："盖肺本清，虚则温；心本热，虚则寒；肝本温，虚则清；脾本湿，虚则燥。肾本寒，虚则热"，就是本于王冰的认识。

3. 应用王冰的治法理论

《素问·六元正纪大论》曰："木郁达之，火郁发之，土郁夺之，金郁泄之，水郁折之。"王冰注曰："达，谓之吐，令其条达也。发，谓汗之令其疏散也。夺，谓下之令无拥碍也。泄，谓渗泄之，解表利小便也。折，谓抑之制其冲逆也。通是五法，乃气可平调，后乃观其虚盛而调理之也。"张从正在《儒门事亲》中阐述攻邪三法的治疗机理即以王冰的注为依据，如以王冰"渗泄之，解表利小便"的注为依据，提出"发表与渗泄，非解表而何"，并自创宣渗解表方——桂苓汤；对王冰"谓之吐，令其条达也"的注释，作为吐法的治疗机理，并扩展为"凡可吐令条达者，非徒木郁然"；又对王冰"下之令无拥碍也"的下法机理，进一步阐发为"下者是推陈出新也"。

三、后世发挥

王冰在注释《素问》时，以其渊博的医学知识和丰富的实践经验对其中的内容进行了深刻的医理分析，并以医理为据对原文进行训解，这为后世医家形成自己的学术观点并践行于临床产生了很深远的影响，现总结如下：

（一）益火壮水论开启重视肾命之先河

《素问·至真要大论》曰："诸寒之而热者取之阴，热之而寒者取之阳，所谓求其属也。"王冰注曰："言益火之源以消阴翳，壮水之主以制阳光，故曰求其属也……岂知脏腑之源有寒热温凉之主哉？取心者不必齐以热，取肾者不必齐以寒，但益心之阳，寒亦通行，强肾之阴，热之犹可。"自此之后，历代医家对于"取之阴""取之阳"注释虽观点不一，但后人多推崇王冰所言"益火之源以消阴翳，壮水之主以制阳光"，并从肾命水火的角度有所发挥。

首先，明·马莳谨遵王冰注释之含义，他从五行学说的角度，从水火两脏立论，强调了水火共济，心肾相交之理论。在其《素问注证发微》中云："帝问治寒以热，治热以寒，乃方士不能废之道。然以寒治热，而热病仍在，以热治寒，而寒病不去，甚至新病复起者何也？伯言人有五脏，肾经属水为阴，今寒之而仍热者，当取之阴经，所谓壮水之主以制阳光者是也。心经属火为阳，今热之而仍寒者，当取之阳经，所谓益火之源以消阴翳者是也，此言求之以本经之所属也"。其次，明·张介宾《类经》中注此句云："寒之而热者，谓以苦寒治热而热反增，非火之有余，乃真阴之不足也，阴不足则阳有余而为热，故当取之阴，谓不宜治火也，只补阴以配其阳，则阴气复而热自退矣。热之而寒者，谓以辛热治寒，而寒反甚，非寒之有余，乃真阳不足也，阳不足则阴有余而为寒，故当取之阳，谓不宜攻寒也，但补水中之火，则阳气复而寒自消也……然求其所谓益与壮者，即温养阳气，填补真阴也；求其所谓源与主者，即所谓求其属也，属者根本之谓，水火之本，则皆在命门之中耳。"张介宾在王冰注释基础上，对所谓的"益"和"壮"做了具体阐释，要"温养阳气，填补真阴"，且二者皆在"命门之中"，认为命门总主两肾，为水火之府，阴阳之宅，内寄阴阳，欲补阴补阳则于命门中求之，形成了自己的认识和创见。再者，明·李中梓在《内经知要》中注云："求其属者，求于本也，一水一火，皆肾中求之。"也认为肾为水火之宅，内寄阴阳，欲补阴补阳，以上三位医家在王冰注释的基础上，均有所发展和创见，他们的提法从表面上看略有不同，但实质都是从肾中求水火、论阴阳，都宗王冰"益火之源以消阴翳，壮水之主以制阳光"的观点，这一观点给后世很大启发，从而开创了补肾学说的先例。

此外，王冰的"益火之源以消阴翳，壮水之主以制阳光"的理论，至今还指导着临床实践，如现代学者刘庆玮等总结了姜红菊教授，基于命门相火与君火的关系，以心肾阳虚为病机关键，以"益火之源"为治疗思路，辨治慢性心衰的经验，疗效显著；金忠耀则据王冰"益火消阴"之法，在治疗真心痛（心绞痛）、痰厥头痛（顽固性神经头痛）、石淋（肾结石）等内科急症上疗效显著，认为益火消阴法治疗内科急症具有广泛性；金丰长认为"益火之源"指温补肾阳、脾阳，"阴翳"是相对于"阳光"而言，指水湿、寒邪等，消阴翳即祛除水湿，寒邪等，并用此法来治疗水肿病，疗效满意。叶昱洁等则从王冰"壮水之主以制阳光"之理论治不寐；杨永等以"壮水之主，以制阳光"作为治疗癌症上热下寒证的指导准则，临床取得了一定疗效；韩根利等提出以"壮水之主，以制阳光"论治血液透析合并带状疱疹，运用壮水制阳给予滋阴清热从而泻火解毒，使阴复而阳平，热毒自消，带状疱疹自愈；胡顺金则总结了曹恩泽老中医采用"壮水之主，以制阳光"之法治疗因为下源不足，肾水亏虚，虚火亢盛所致肾脏疾病，取得较为理想的效果；秦福生等在"益火之源，以消阴翳"的指导下，对临床一部分虚寒证用温补肾阳的方法治疗，取得很好的疗效。受到王冰这一理论启发，并应用于临床的还有很多，仅做以上举例。

（二）创"龙火"病机奠定温补学派基础

关于"人火""龙火"的病机论，是王冰首次提出的。他在《素问·至真要大论》注中曰："夫病之微小者，犹人火也"。用正治法，所谓"遇草而焫，得木而燔，可以湿伏，可以水灭，故逆其性气以折之攻之。"又曰："病之大甚者，犹龙火也。"要以火治"火"，宜用补法从治，所谓"得湿而炎，遇水而燔，不知其性以水湿折之，适足以光焰诣天，物穷方止矣。识其性者，反常之理，以火逐之，则燔灼自消，焰光自灭。"

王冰"龙火"病机之论的提出，是中医学研究肾阳和命门学说在理论上的一个突破，唐以后的医家根据王冰的"龙火"理论，提出在正常的生理条件下，肾有"真火""命火"的问题，他们认为此火是肾的生理功能之一，宋·许叔微在《普济本事方》中曰："若腰气盛，是为真火。"真火是脾胃消化水谷的动力，动力不足，"其何能化？"元·朱丹溪认为，"天之相火，具于龙雷，人之相火，寄于肝肾，人非此火，不能有生。"到了明清，经过李时珍、赵献可、张景岳等医家对命门的专门研究，由"龙火"说发展成"命火"说，完成了中医学中关于命门病理、生理的论述。正是由于王冰提出"以火逐之"治疗的原则，为明代出现的温补派打下思想基础，也为今天中医学中温补命火治则提供了理论根据。

综上所述，王冰弱龄慕道，夙好养生，尤视《素问》为"真经"；其有感于当时《素问》"世本纰缪，篇目重叠；前后不伦，文义悬隔；施行不易，披会亦难；岁月既淹，袭以成弊"；遂精勤博访，收集多种传本，以"张公秘本"为据，历时十二年对《黄帝内经素问》进行了全面的校勘、训诂、注释和发挥，树立了正经正注的典范，为《素问》的传播提供了蓝本和依据；基本上勾画出养生、阴阳五行、藏象、诊法、病能、经络腧穴、论治、运气理论的整体框架；第一次将运气学说完整而系统的内容奉于世人乃至后学，经过其编次和注释，使运气理论成为医学理论体系的重要组成部分，王冰是传承运气学说之第一人。此外，王冰在注释中有很多精辟的理论见解，如"益火之源以消阴翳，壮水之主以制阳光"，成为迄今仍在应用的临床治则名言；其对于病因病机的独到见解，为金元时期的张元素、张从正等诸多医家所宗。总之，王冰是一位伟大的医学家，其对《素问》的整理研究，可谓功绩卓著，彪炳史册；对中医理论的传承与发展做出了杰出贡献，在后世产生了广泛而深远的影响。

王 冰

参考文献

著作类

[1] 黄帝内经素问 [M].北京：人民卫生出版社，2012.

[2] 灵枢经 [M].北京：人民卫生出版社，2012.

[3] 老子 [M].汤漳平，王朝华，注.北京：中华书局，2014.

[4] 庄子 [M].方勇，译注.北京：中华书局，2015.

[5] 王叔和.脉经 [M].北京：人民卫生出版社，2007.

[6] 皇甫谧.针灸甲乙经 [M].北京：人民卫生出版社，2006.

[7] 刘昫.旧唐书 [M].上海：上海古籍出版社，1986.

[8] 杨上善.黄帝内经太素 [M].北京：中医古籍出版社，2016.

[9] 王冰.重广补注黄帝内经素问 [M].薛福辰批阅句读，孙国中点校.北京：学苑出版社，2009.

[10] 许叔微.普济本事方 [M].北京：中国中医药出版社，2018.

[11] 欧阳修.新唐书 [M].台北：台湾商务印书馆，1986.

[12] 张从正.儒门事亲 [M].北京：人民卫生出版社，2005.

[13] 张元素.医学启源 [M].北京：人民卫生出版社，1978.

[14] 张介宾.类经 [M].北京：中医古籍出版社，2016.

[15] 李中梓.内经知要 [M].北京：人民卫生出版社，2007.

[16] 马莳.素问注证发微 [M].北京：中医古籍出版社，2017.

[17] 吴崑.内经素问吴注 [M].济南：山东科学技术出版社，1984.

[18] 皇甫中.明医指掌 [M].北京：中国中医药出版社，2006.

[19] 楼英.医学纲目 [M].北京：中国医药科技出版社，2011.

[20] 汪绮石.理虚元鉴 [M].北京：人民卫生出版社，2005.

［21］张志聪.黄帝内经素问集注［M］.北京：中国医药科技出版社，2014.

［22］高世栻.黄帝素问直解［M］.北京：科学技术出版社，1980.

［23］汪昂.素问灵枢类纂约注［M］.北京：中国医药科技出版社，2016.

［24］张琦.素问释义［M］.北京：科学技术文献出版社，1998.

［25］姚止庵.素问经注节解［M］.北京：人民卫生出版社，1983.

［26］阮元.经籍籑诂［M］.上海：上海古籍出版社，1989.

［27］洪缉庵.虚损启微［M］.北京：人民卫生出版社，1988.

［28］赵钺，劳格.唐尚书省郎官石柱题名考［M］.北京：中华书局，1992.

［29］段玉裁.说文解字注［M］.上海：上海古籍出版社，1982.

［30］日·丹波元简.素问识［M］.北京：中医古籍出版社，2017.

［31］日·丹波元胤.中国医籍考［M］.北京：人民卫生出版社，1956.

［32］日·冈西为人.宋以前医籍考［M］.北京：学苑出版社，2010.

［33］余嘉锡.四库提要辨证［M］.北京：中华书局，1980.

［34］方药中，许家松.黄帝内经素问七篇讲解［M］.北京：人民卫生出版社，1984.

［35］王溥.唐会要［M］.北京：中华书局，1985.

［36］钱超尘.中医古籍训诂研究［M］.贵阳：贵州人民出版社，1988：79.

［37］张登本，孙理军.唐宋金元名医全书大成·王冰医学全书［M］.北京：中国中医药出版社，2006.

论文类

［1］朱颜.纪念唐代王冰次注《素问》一千二百周年［J］.中医杂志，1962（8）：34.

［2］张登部，史兰华.王冰次注《素问》对针灸学的贡献［J］.山东中医学

院学报，1981（4）：44.

［3］江丹．王冰编次注释《素问》的原则初探［J］；云南中医学院学报，1982（3）：16–19.

［4］金丰长．应用"益火之源，以消阴翳"治疗水肿的体会［J］.辽宁中医杂志，1983（12）：48.

［5］王云飞．王冰学术思想初探［J］.陕西中医，1983，4（4）：2.

［6］魏贻光．王冰与《素问》次注［J］.福建中医药，1984，4（6）：19.

［7］金忠耀．"益火消阴"在内科急症中的应用［J］.新中医，1984，5（15）：28–29.

［8］张灿玾．《素问》"从""顺"二字考［J］.北京中医学院学报，1984（6）：35.

［9］曾勇，李文海．王冰学术思想探讨［J］.辽宁中医杂志，1984（10）：42–43.

［10］马继兴．从《素问》王注探讨《灵枢经》在唐代的三种古传本［J］.天津中医学院学报，1986，Z1：101.

［11］汪德云．关于王冰五味归经学术思想的探讨［J］.河南中医，1986（1）：11.

［12］吴仕骥．略谈王冰注释《素问》的功绩［J］.天津中医学院学报，1986，Z1：57.

［13］段逸山．素问王冰注引用书目条数考［J］.上海中医药杂志，1991（11）：34–36、40.

［14］段逸山．《素问》王冰注释义方式研究［J］.中医药文化，1992（1）:6–9.

［15］王心好．《内经》"诸寒之而热者取之阴，热之而寒者取之阳"辨析［J］.上海中医药杂志，1994（1）：40–42.

［16］杨骏，张庆萍．王冰注《素问》在腧穴整理方面成就窥略［J］.中医

文献杂志 1994（1）：15-16.

［17］何丽春.道家思想对王冰的影响［J］.新中医，1996（11）：54.

［18］乔海法，李红芹.《素问》王冰注误注原因简析［J］.北京中医药大学
　　　学报，1997，2（20）：13-14.

［19］王兴伊.简述《王冰素问次注》语法成就［J］.《医古文知识》1997
　　　（2）：47-48.

［20］盖健民.道教医家杨上善、王冰考论［J］.宗教学研究，1997（3）：
　　　95.

［21］胡凤媛.王冰《素问注》养生思想探析［J］.安徽中医学院学报，
　　　1998，1（17）：1.

［22］杨仕哲，黄维三，任育才，等.王冰生平之谜［J］.中华医史杂志，
　　　1998，3（28）：175.

［23］乔海法，乔永法，李红芹.唐时诸王冰析疑［J］.中华医史杂志，
　　　1999，29（4）：239.

［24］王兴伊.王冰编次全元起《素问》本考证［J］.上海中医药杂志 1999
　　　（9）：34-35.

［25］段逸山.王冰所见《素问》之“世本”考［J］.上海中医药大学学报，
　　　2000，1（14）：9.

［26］张灿玾.王冰次注《素问》探讨［J］.中医文献杂志，2001（3）：1-3.

［27］钱超尘.王冰史事二则［J］.北京中医药大学学报，2001，24（4）：2.

［28］秦福生，刘雪梅.“益火之源、以消阴翳”临床应用体会［J］.光明
　　　中医，2001（5）：20.

［29］乔海法，李红芹.王冰注释腧穴成就及特点探讨［J］.南京中医药大
　　　学学报，2002，4（3）：183.

［30］张登本.标本中气理论在《伤寒论》中的应用［J］.陕西中医学院学

报 2002，25（1）：1.

［31］乔海法，李红芹.《素问》王冰注使用祖本探讨［J］.中华医史杂志
2003，2（33）：86－89.

［32］贯剑.略论王冰对中医病因学的阐发［J］.上海中医药大学学报，
2003，1（17）：39.

［33］贯剑.浅议儒家道家思想对王冰的影响［J］.上海中医药杂志，2003，
6（37）：13.

［34］乔海法，乔永法等.《阴阳大论》与运气七篇的关系［J］.北京中医
药大学学报，2003，26（1）：20.

［35］成建军，沈海霞.《素问》王冰注部分引书简考［J］.山东中医药大
学学报，2004，28（2）：126－129.

［36］张登本.王冰与运气学说［J］.河南中医学院学报，2004，19（5）：9.

［37］张登本.《外台秘要方》对经络、腧穴、灸疗学发展的贡献［J］.山
西中医学院学报，2004，5（1）：1.

［38］贯剑.略论王冰养生观及其现实意义［J］.南京中医药大学学报（社
会科学版），2005，1（6）：29.

［39］孙理军，张登本.王冰养生思想的特点［J］.山东中医药大学学报，
2005，2（29）：95.

［40］孙理军，张登本.王冰"以道释医，以医述道"学术思想特征诠释
［J］.中医药学刊，2005，3（23）：447.

［41］张登本.王冰与《玄珠密语》源流考［J］.中医药学刊，2005，4（23）：
586.

［42］张登本，孙理军.王冰其人其事［J］.山西中医学院学报，2005，6（2）：2.

［43］孙理军，张登本.王冰"以道释医，以医述道"学术思想特征诠释
［J］.中医药学刊，2005，3（23）：449.

［44］张登本.王冰与《天元玉册》考［J］.中医药学刊，2005，5（23）：
777.

［45］张登本.论运气学说发生的背景［J］.长春中医学院学报，2005（3）：1.

［46］张登本.王冰次注《黄帝内经素问》的因素［J］.山西中医学院学报，
2006，5（7）：6-8.

［47］张登本.王冰次注《素问》的特点［J］.山西中医学院学报，2006，1
（7）：11-12.

［48］张登本.王冰次注《素问》的主要贡献［J］.山西中医学院学报，
2006，6（7）：3.

［49］彭达池.《素问》王冰注系统化初探［J］.图书馆理论与实践，2006，7：
62.

［50］傅美霞，杨振中.王冰次注《素问》对中医文献整理的借鉴意义［J］.
邯郸医学高等专科学校学报，1999，3（12）：198.

［51］张登本.运气学说的沿革与评价［J］.河南中医，2004，24（9）：4.

［52］张登本.论运气学说发生的背景［J］.长春中医学院学报，2005（3）：1.

［53］陈震霖，张景明.论王冰对中医病因学的贡献［J］.中国中医基础医
学杂志，2007，8（13）：570.

［54］杨峰.《素问》杨王注比较与针灸理论传承［D］.南京：南京中医药
大学博士学位论文，2008.

［55］姚海燕.王冰《素问注》中训诂术语的运用［J］.南京中医药大学学
报（社会科学版），2009，4（10）：251-217.

［56］荆丽娟.《素问六气玄珠密语》版本流传情况及与王冰《玄珠》真伪辨
疑［J］.中华中医药学刊，2010，10（28）：2051.

［57］胡顺金.曹恩泽采用"壮水之主，以制阳光"法治疗肾脏疾病的经验
［J］.中医药临床杂志，2010，10（22）：855.

［58］孙兆林.略论杨上善与王冰阴阳观［D］.济南：山东中医药大学硕士学位论文，2011.

［59］陈吉全.《黄帝内经》五行学说源流及应用的研究［D］.广州：广州中医药大学博士论文，2011.

［60］叶昱洁，万文蓉.从"壮水之主以制阳光"论治不寐案探析［J］.中医药通报，2012，3（11）：53-54.

［61］王丽.《说文解字》"王砯"当为"王冰"［J］.国医论坛，2012，27（1）：50-51.

［62］金权，盖建民.唐末宋初运气学说与道教关系考论［J］.中国哲学史，2012（1）：62.

［63］杨威，刘寨华，等.王冰次注《素问》学术思想探讨［J］.河北中医药学报，2013，28（3）：7.

［64］胡兵，肖连宇.王冰医德思想概述［J］.中医文献杂志，2014（2）：32.

［65］聂金娜，苏颖.基于五运六气理论试析王冰论疫［J］.中国中医基础医学杂志，2014，1（20）：16-17.

［66］金权.唐代医家王冰与道教关系再研究［J］.宗教学研究，2016（1）：33.

［67］杨永，孟慧，马云飞，等."壮水之主，以制阳光"新解及其在癌症治疗中的应用［J］.中医杂志，2017，8（58）：697.

［68］韩根利，陈磊鑫.运用"壮水之主，以制阳光"论治血液透析合并带状疱疹［J］.现代中医药，2018，6（38）：68.

［69］刘庆玮，姜红菊.从"益火之源"论慢性心衰的辨治心得［J］.中国民族民间医药，2019，14（28）：77-79.

汉晋唐医家（6名）

张仲景　王叔和　皇甫谧　杨上善　孙思邈　王　冰

宋金元医家（19名）

钱　乙　刘　昉　陈无择　许叔微　陈自明　严用和

刘完素　张元素　张从正　成无己　李东垣　杨士瀛

王好古　罗天益　王　珪　危亦林　朱丹溪　滑　寿

王　履

明代医家（24名）

楼　英　戴思恭　刘　纯　虞　抟　王　纶　汪　机

薛　己　万密斋　周慎斋　李时珍　徐春甫　马　莳

龚廷贤　缪希雍　武之望　李　梴　杨继洲　孙一奎

吴　崑　陈实功　王肯堂　张景岳　吴有性　李中梓

清代医家（46名）

喻　昌　傅　山　柯　琴　张志聪　李用粹　汪　昂

张　璐　陈士铎　高士宗　冯兆张　吴　澄　叶天士

程国彭　薛　雪　尤在泾　何梦瑶　徐灵胎　黄庭镜

黄元御　沈金鳌　赵学敏　黄宫绣　郑梅涧　顾世澄

王洪绪　俞根初　陈修园　高秉钧　吴鞠通　王清任

林珮琴　邹　澍　王旭高　章虚谷　费伯雄　吴师机

王孟英　陆懋修　马培之　郑钦安　雷　丰　张聿青

柳宝诒　石寿棠　唐容川　周学海

民国医家（7名）

张锡纯　何廉臣　陈伯坛　丁甘仁　曹颖甫　张山雷

恽铁樵